一学就会，一用就灵的小偏方

刘 艳◎主编

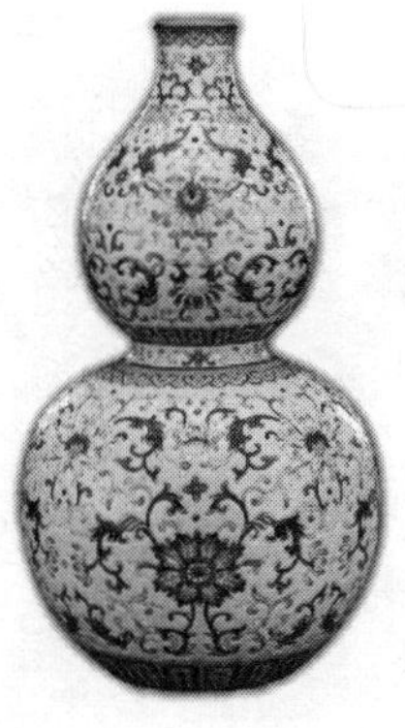

中国医药科技出版社

内容提要

本书针对内科、外科、妇科、男科、儿科、皮肤科、五官科的各类常见疾病提供了很多实用又有效的小偏方，涵盖食疗、中药、外用、针灸、足疗、按摩、刮痧、拔罐等各种治疗方法，内服外用，相辅相成，辨证施治，效果神奇。不但能为自己祛病疗疾，也能为家人、朋友的健康保驾护航，是家庭自我医疗保健的必备读物。

图书在版编目（CIP）数据

一学就会，一用就灵的小偏方／刘艳主编．—北京：中国医药科技出版社，2015.1

ISBN 978-7-5067-7095-8

Ⅰ.①一… Ⅱ.①刘… Ⅲ.①土方-汇编 Ⅳ.①R289.2

中国版本图书馆CIP数据核字（2014）第252035号

责任编辑 白 极
美术编辑 杜 帅
版式设计 李 雯

出版 中国医药科技出版社
地址 北京市海淀区文慧园北路甲22号
邮编 100082
电话 发行:010-62227427 邮购:010-62236938
网址 www.cmstp.com
规格 710×1020mm $^{1}/_{16}$
印张 19.5
字数 260千字
版次 2015年1月第1版
印次 2015年1月第1次印刷
印刷 香河县宏润印刷有限公司
经销 全国各地新华书店
书号 ISBN 978-7-5067-7095-8
定价 38.80元

前言

所谓偏方就是指对某些疾病有意想不到疗效的秘方、验方，这些治疗方法大多是从古代流传下来，经过某些群众亲身验证的治疗药方。偏方有时用在某些人身上，甚至能够治愈医学上无法解释和治疗的疑难杂症，可以使我们在少花钱的情况下达到治疗疾病、滋补身体的功效。

基于此，本书分门别类，针对内科、外科、妇科、男科、儿科、皮肤科、五官科等日常各类疾病提供对症偏方，涵盖食疗、中药、外用、针灸、足疗、按摩、刮痧、拔罐等各种治疗方法，内服外用，相辅相成，辨证施治，实用有效。

而且，本书食疗选材大多是药食俱佳的蔬果、杂粮、肉禽、水产等，对患者身体没有损害；中草药方多选取日常常见药材，方便人们到药店选购；针灸、拔罐、刮痧、足疗、按摩等治疗方法，更为安全可靠，不仅能够辅助治疗疾病，还能调理身体，起到一方多效的作用。

最重要的是，本书在编辑过程中，选取的偏方多来自古代医典、民间验方和现代医学成果，经过多次考证、查阅，对临床效果进行反复筛选、甄别，使小偏方的效果更为显著和安全。不过由于每个人的体质有所不同，具体症状也有所差异，所以患病后最好还是及时去医院检查，在科学治疗的基础上搭配小偏方使用，效果更好。

本书小偏方简单实用、易学易做、经济有效，让你一看就会，巧用就灵，不但能为自己祛病疗疾，也能为家人、朋友及他人的健康保驾护航，是家庭自我医疗保健的必备读物。

编　者

2014 年 12 月

目录

第一章　内科小偏方：日常病痛不用慌

第二章　外科小偏方：磕碰外伤不用慌

第三章　妇科小偏方：解除女性身心烦忧

第四章　男科小偏方：彻底摆脱难言之隐

第五章　儿科小偏方：让孩子健康成长

第六章　皮肤科小偏方：养出健康好肌肤

第七章　五官科小偏方：眼耳口鼻眉都健康

第八章　养生小偏方：从里到外都健康

part I

内科小偏方：日常病痛不用慌

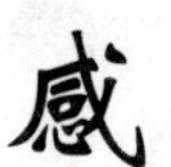

感冒

感冒俗称“伤风”，是由流感病毒引起的一种常见病，四季均可发生，尤以冬季、初春最为常见。感冒有很多种，其中由寒气较强引发的感冒为风寒感冒，火热邪气过强引起的为风热感冒，湿邪引起的为暑湿感冒。

症状：头痛、鼻塞、发热、流涕、恶寒、咽痒不适、咳嗽、咳痰、四肢酸痛等。

小偏方

1. 芦根汤治流感（清热解表）

原料：芦根 50 克，鲜萝卜 200 克，青橄榄 7 个，葱白 7 根。

制法：将萝卜洗干净切成块，和芦根、橄榄、葱白一起煮成汤。

功效：芦根汤不仅对治疗流行性感冒有很好的效果，而且还可以预防流行性感冒的发生。

2. 西瓜番茄汁治夏季感冒（祛暑化湿）

原料：西瓜半个，番茄 2 个。

制法：西瓜取瓤，去子，用纱布挤出汁液。番茄先用沸水烫后去皮，再用纱布挤出汁液。将两种汁液混合饮用。

功效：西瓜番茄汁常用于治疗夏季感冒，改善发热、口渴、烦躁、排尿赤热、食欲不佳、消化不良等症状。

3. 银花山楂茶治疗风热感冒（清热解毒）

原料：银花 30 克，山楂 10 克，蜂蜜 250 克。

制法：将银花与山楂放入锅中，加水烧沸，5 分钟后将药液过滤放入碗内。然后再加水煎熬一次滤出药液。将两次药液混合加入蜂蜜搅匀，温服。

功效：银花又名忍冬花，是清热解毒药品，有温病发热、热毒血痢等功效。银花山楂茶可以改善风热感冒引起的发热头痛、口渴等症状。

4. 醋腌萝卜治疗流行性感冒

原料：白萝卜 250 克，米醋适量。

制法：将白萝卜洗干净，切成薄片，将其放入米醋中腌制 6 小时后即可食用，每日 1 剂。

功效：此方具有消食解毒、辛凉解表的功效。

5. 苦参蛋治疗感冒（症见头痛、发热者）

原料：苦参 6 克，鸡蛋 1 个。

制法：将苦参放入锅中，加入适量水煎煮，去渣取汁；然后将鸡蛋在碗内打碎搅拌均匀，倒入药汁中，再用沸水冲鸡蛋。

功效：苦参具有清热燥湿、杀虫、利尿的功效，主治感冒、热痢、便血、湿疹、湿疮、皮肤瘙痒等症。

6. 生姜香菜汤治疗风寒感冒

原料：生姜、香菜各 20 克。

制法：将生姜切片，放入锅中，加入适量清水煮沸后，将香菜洗干净切碎放入其中，每日分早晚 2 次食用。

功效：生姜味辛，性温，具有散寒发汗、化痰止咳、和胃、止呕等多种功效。

7. 大青叶汤治疗风热感冒

原料：大青叶 50 克。

制法：水煎服用。

功效：大青叶具有清热、解毒、凉血、止血的功效，主治热盛烦渴、风热感冒、急性传染性肝炎、急性胃肠炎、急性肺炎等症。

8. 醋熏方治疗流行感冒

原料：米醋适量。

制法：将米醋放入锅中，加入适量水，文火慢慢熬，在室内烧熏 1 小时。

功效：此方具有消毒杀菌的功效。

足浴疗法

1. 芦根芫荽足浴方

原料：芦根60克，芫荽50克，板蓝根30克。

制法：将上述药材放入锅中，加适量水，煎煮20分钟，去渣取汁，将汁液与3000毫升的开水一起倒入浴盆中，先熏蒸，后泡脚。每次30分钟，每日2次，3日为一个疗程。

功效：此方辛凉解表、清热解毒，主治：风热型感冒。

2. 绿豆麻黄足浴方

原料：绿豆30克，麻黄10克。

制法：将干净的绿豆和麻黄放入锅中，加适量水，待水烧开后，先去除上层浮沫，再去渣取汁，将汁液倒入浴盆中，每次40分钟，每日1次，3日为一个疗程。

功效：此方清热解毒，主治：流行性感冒。

咳嗽

咳嗽是肺部疾患的主要症候，可见于多种疾病中。咳嗽多见于老人和幼儿，尤以冬春季为最多。中医认为咳嗽是因外感六淫，脏腑内伤，影响于肺所致有声有痰之症。治疗咳嗽应分清咳嗽类型，对症下药。

症状：干咳无痰或咳痰不爽，咽干疼痛，声音嘶哑，喉痒欲咳，口渴，常伴有发热、头痛、头晕等

小偏方

1. 蜂蜜蒸白梨治疗阴虚肺燥之咳有奇效

原料：蜂蜜50克，大白梨1个。

制法：将白梨去皮去核，将蜂蜜填入其中，加热蒸熟，每日早晚各吃一个，连吃数日。

功效：梨子具有养肺的作用，多吃梨可改善呼吸系统和肺功能，保护肺部免受空气中灰尘和烟尘的影响。梨果具有生津、润燥、清热、化痰等功效，梨果皮有清心、润肺、降火、生津、滋肾、补阴的功效。

2. 红糖姜汁汤治疗伤风咳嗽效果好

原料：红糖30克，红枣30克，鲜姜15克。

制法：将上述食材放入锅中，加入三碗水煎至过半服用。

功效：红糖姜水可以驱寒、止咳，祛风散寒，对胃寒刺痛、产后受寒腹泻等症状有很好的疗效。

3. 萝卜蒸杏仁化痰止咳

原料：白萝卜100克，杏仁9克，石膏30克，冰糖20克，生姜3片。

制法：将白萝卜、石膏先蒸半小时，再加入杏仁、生姜蒸20分钟，加冰糖即可。

功效：中医认为萝卜性温、味甘、性平，具有健脾消食、补肝明目、清热解毒、透疹、降气止咳的功效。

4. 山药汁治疗肺燥咳嗽

原料：鲜山药60克，甘蔗汁适量。

制法：将山药洗干净捣烂，加入甘蔗汁搅拌均匀，放入锅中炖熟服用。

功效：甘蔗汁具有清热、生津、下气、润燥、补肺益胃的效果，可治疗肺燥引发的咳嗽气喘和因热病引起的伤津、心烦口渴等症。

5. 月季花冰糖水治疗肺虚咳嗽

原料：月季花适量，冰糖适量。

制法：将月季花和冰糖放入锅中，加水炖熟。

功效：月季味甘、性温，入肝经，具有宣肺活血、消肿解毒、祛瘀、行气、止痛的功效。月季花还具有较强的抗真菌作用。

6. 罗汉果汁润肺止咳方

原料：新鲜罗汉果2个。

制法：先将罗汉果洗干净，将其掰成片放入锅中，加入适量清水煮开，再加入适量温水煮15分钟，去渣取汁。

功效：罗汉果含有丰富的维生素丙、蛋白质、氨基酸等，味甘，性凉，具有润肺、清热、消暑、生津、止咳之功效，主治糖尿病、支气管炎、扁桃体炎、咽喉炎、急性胃炎、哮喘等症。

7. 百合方治疗肺虚久咳

原料：百合60克，鸡蛋2个。

制法：将百合和鸡蛋放入锅中，加入适量水煮熟，食蛋饮汤，每日1次。

功效：百合花味甘、苦，性寒、平，入肺经，具有润肺、清火、安神的功效，主治咳嗽、眩晕、夜寐不安、天疱湿疮等症。

足浴疗法

1. 杏仁紫苏叶足浴方治疗外感咳嗽

原料：杏仁、紫苏叶、枇杷叶各25克，桔梗12克，甘草8克。

制法：将上述药材放入锅中，加适量水，煎煮20分钟，待水温适宜时泡脚。每次15分钟，每日2次，7天为一个疗程。

功效：此方清肺化痰、降气止咳。

2. 佛耳草足浴方治疗痰湿咳嗽

原料：佛耳草、橘皮各60克，牵牛子50克，白芥子30克。

制法：将上述药材加水适量放入锅中，煎煮20分钟，去渣取汁，与2000毫升的开水一起放入浴盆中，先熏蒸，后泡脚。每次40分钟，每日1次，5日为一个疗程。

功效：此方燥湿化痰、理气止咳。

3. 杏仁枇杷叶足浴方治疗肺热咳嗽

原料：杏仁、枇杷叶、桑叶各10克。

制法：将上述药材加水浸泡20分钟，然后煎煮10分钟，去渣取汁，将汁液倒入浴盆中，待水温适宜时浸泡双脚。每次30分钟，每日2次，5日为一个疗程。

哮喘

哮喘又称支气管哮喘，是一种以反复发作性咳嗽、喘鸣和呼吸困难为主要症状的疾病。哮喘克发生于任何年龄，在春秋季发病率较高，又以夜间和清晨居多。病程越长对患者机体的影响越大。遗传、发物、粉尘、气候寒冷、长期吸烟等都是哮喘的病因。在哮喘未发作时，应该用益气、健脾、补肾等法扶正培本。

症状：胸闷、咳嗽、呼吸困难、不能平卧、出冷汗、口唇指甲青紫等。

小偏方

1. 陈醋煮乌鸡治疗咳嗽气喘见效快

原料：乌鸡1只，老陈醋2000克左右。

制法：将乌鸡去毛，洗干净切成块状，用陈醋煮熟。分3～5次热吃，症轻者吃1只，症重者吃3只即可痊愈。

功效：乌鸡性平、味甘，具有滋阴清热、补肝益肾、健脾止泻的作用，对哮喘有益。

2. 核桃杏仁丸治肺热咳喘效果好

原料：核桃肉50克，苦杏仁50克，姜50克，蜂蜜适量。

制法：先将核桃肉、苦杏仁用水浸泡，去皮。再将姜洗干净切成末，加入核桃肉和苦杏仁捣烂，加蜂蜜为丸，在睡觉前服用，分10次服完。

功效：核桃仁的镇咳平喘作用十分明显，对慢性气管炎和哮喘患者疗效极佳。

3. 川贝母柿饼汤治疗呼吸短喘、神疲体倦者

原料：川贝母15克，柿饼3个。

制法：将川贝弄碎放入柿饼内，然后将其炖熟即可食用。

功效：川贝母味苦，性寒，归肺经，具有润肺、生津、止咳、清热、化痰、散结、开郁的功效。主治痰热咳喘、咯痰黄稠等症。

4. 冰糖汁治疗气喘多痰

原料：冰糖500克，醋适量。

制法：将冰糖放入锅中，加入醋小火熬至冰糖溶化，待冷却后装入瓶中备用，每日分早晚2次空腹服用，每次10毫升。

功效：冰糖具有生津润肺、补中益气、清热解毒、止咳化痰、利咽降浊之功效，可治疗肺燥、肺虚、风寒劳累所致的咳喘、小儿疟疾、风火牙痛、噤口痢、口疮等症。

5. 僵蚕茶末治疗痰喘咳嗽

原料：僵蚕30克，茶末20克。

制法：将上述药材研为细末，每晚睡前用开水冲泡服用1次。

功效：此方具有祛痰、止咳、平喘的功效。

按摩疗法

取穴：定喘穴

按摩定喘穴时，取坐位，左手食指或中指指端按右侧定喘穴，右手食指或中指按左侧定喘穴，每穴按揉2分钟，以局部有明显的酸痛感为佳。

针刺疗法

取穴：定喘、中府、肺俞穴

皮肤常规消毒后，将针刺入穴位皮下，再徐徐进针，每次取一穴，当病人有酸、胀、麻感时，再回抽一下，若无血液则慢慢注入胶性钙1毫升，每日1次，10次为一个疗程。在定喘穴注射时，进针后针尖要斜向脊柱，当针尖碰到横突时，稍退出再推药。

足浴疗法

1. 鱼腥草地龙足浴方治疗各类哮喘

原料：鱼腥草30克，地龙、紫苏子各25克，五味子20克，沉香12克，鸡蛋1个。

制法：将上述药材放入锅内，加适量水，煎煮20分钟，放入沉香再煎煮10分钟，去渣取汁，将药汁倒入浴盆中浴足。鸡蛋可以食用。每次40分钟，每天1次，10天为一个疗程。

功效：此方清热解毒、降气平喘。

2. 蒲公英车前草足浴方治疗热痰所致哮喘

原料：蒲公英100克，车前草50克，鱼腥草50克，苏子30克，地龙20克。

制法：将以上药材加适量水放入锅中，煎煮20分钟，去渣取汁，将汁液与开水一起倒入浴盆中，先熏蒸，后泡脚。每次30分钟，每晚1次，10天为一个疗程。

功效：此方清热宣肺、化痰平喘。

呃逆

呃逆即我们常说的打嗝，是气逆上冲，喉间频频做声、声短而促，令人不能自制的一种病症。呃逆的发生一般和寒气蕴蓄、燥热内盛、胃失和降有关，不良的饮食习惯也可导致呃逆的发生。

症状：呃呃连声、口渴便秘、心腹胀满、呃声低怯等。

小偏方

1. 干吃白糖治疗呃逆疗效好

原料：白糖一汤匙。

制法：打嗝时立即吃一汤匙白糖，持续打嗝6周以上者，可重复使用此法。

功效：白糖性平，味甘，润肺生津、补中益气、清热燥湿、化痰止咳，对治疗肺燥咳嗽、口干燥渴有很好的疗效。

2. 冰糖芦根水治疗胃热呃逆有奇效

原料：鲜芦根100克，冰糖50克。

制法：将上述食材加水共煮，代茶饮。

功效：芦根性甘味寒，清热生津、除烦、止呕，主治热病烦渴、胃热呕吐、肺热咳嗽、肺痈吐脓、热淋涩痛等症。

3. 荔枝方治疗顽固性呃逆

原料：荔枝7个。

制法：将荔枝连壳烧成灰，然后将其研成细末，用白开水送服。

功效：荔枝味甘、酸，性温，入心、脾、肝经，具有补脾益肝、开胃益脾、理气补血、温中止痛、补心安神、促进食欲的功效，主治呃逆、腹泻等症。

4. 枇杷叶红糖汁治疗呃逆不已

原料：枇杷叶、红糖适量。

制法：将枇杷叶洗干净，然后放入锅中，加水煎至浓汁，加入红糖调味。

功效：枇杷叶具有镇咳、祛痰、平喘功效。

5. 黄杨木汁治疗各种呃逆

原料：黄杨木30克。

制法：将黄杨木放入锅中，加水煎熬。

功效：黄杨木味苦、辛，性平，具有祛风除湿、行气活血的功效。

6. 干姜附片膏外敷快速止呃

原料：干姜、附片、丁香、木香、羌活、茴香各12克，食盐适量。

制法：将上述药材混合碾成细末，放入瓶中密封保存，呃逆发作时取药末适量，加入温开水调成糊状，敷在患者的脐孔上，用纱布盖好，外用胶布固定。然后将食盐炒热，用布包裹，趁热熨于肚脐处，冷则再炒再烫，持续40分钟，每天2～3次。

功效：木香性温味辛，内含挥发油类、内酯类、树脂、氨基酸等，对胃肠道有兴奋或抑制双向作用，有行气止痛、健脾消食的作用，可用于治疗胸脘胀痛、泻痢后重、食积不消、不思饮食等。

足浴疗法

1. 桂枝川椒足浴方

原料：桂枝20克，川椒、橘皮各10克。

制法：将桂枝、川椒、橘皮一起放入锅中，加入适量水，然后煎煮半小时，去渣取汁，将汁液倒入浴盆中，加入适量开水，先熏蒸后浴足，每晚1次，每次30分钟。

功效：此方具有散寒和胃止呃的功效。

2. 白术党参足浴方

原料：白术、党参各20克，干姜15克。

制法：将白术、党参、干姜一起放入锅中，加入适量水，煎煮半小时后，去渣取汁，将汁液和开水一起倒入浴盆中，先熏蒸后浴足，每日1次，每次30分钟。

功效：此方具有温阳散寒、补益脾胃的功效。

3. 竹茹绿茶足浴方

原料：竹茹50克，柿蒂15克，绿茶5克。

制法：将上述药材放入锅中，加入适量水，煎煮半小时后，去渣取汁，将汁液与开水倒入浴盆中，先熏蒸后浴足，每日1次，每次30分钟。

功效：此方具有清胃降气止逆的功效。

呕吐

呕吐是指胃或食道内容物经食管涌出口腔的一种反射性动作。呕吐多由胃寒、胃热、肝气犯胃、饮食不节、情志不遂等原因引起，本症可见于胃炎、颅内压增高、幽门梗阻等多种疾患。呕吐多偶然发生，但也有反复发作者。

症状：脘腹满闷不舒、厌食、反酸等。

小偏方

1. 姜汁炖砂仁治胃寒呃逆见效快

原料：生鲜姜100克，砂仁5克。

制法：将鲜姜洗干净，切成片状，捣烂为泥，用纱布包好挤出汁液。将姜汁倒入锅中，加入半碗水，放入砂仁，隔水炖半小时，去渣即可。

功效：砂仁有温中暖胃以达止呕止泻之功，但其重在温脾。可单用研末吞服，或与干姜、附子等药同用。

2. 芦根绿豆粥治疗湿热呕吐

原料：芦根100克，绿豆100克，生姜10克，紫苏叶15克。

制法：将芦根、生姜、紫苏叶煎煮，去渣取汁，再加入绿豆煮成粥，任意食用。

功效：绿豆味甘，性寒，有清热解毒、消暑、利水的作用。据《本草纲目》记载，绿豆“厚肠胃。作枕，明目，治头风头痛。除吐逆。治痘毒，利肿胀。”

3. 猕猴桃汁治疗反胃呕吐

原料：新鲜猕猴桃汁200毫升，生姜适量。

制法：先将生姜打出汁液，然后与猕猴桃汁搅拌均匀，每日分早晚两次服用。

猕猴桃含有丰富的维生素C，可强化免疫系统，含有的精氨酸能促使血液循环顺畅、强化脑功能及促进生长激素的分泌，其所含的丰富果胶及维生素 E 对心脏健康很有帮助，可降低胆固醇。

3. 吴茱萸方治疗胃寒呕吐

原料：吴茱萸 5 克。

制法：将吴茱萸放入锅中，加入适量水，煎熬取汁。

功效：吴茱萸具有温中、止痛、理气、燥湿的功效。

4. 乌梅汁主治胆道蛔虫引起的呕吐

原料：乌梅 12 克，冰糖 30 克。

制法：将乌梅和冰糖一起放入锅中，加入适量清水煎煮成汤汁。

功效：乌梅味酸、涩，性平，归肝、脾、肺、大肠经，具有敛肺、涩肠、生津、安蛔的功效，主治肺虚久咳、虚热烦渴、蛔厥腹痛、久泻、呕吐等症。

拔罐疗法

1. 取穴：肝俞、脾俞、胃俞、足三里穴

患者选取适宜体位，常规消毒穴位皮肤后，先以三棱针点刺各穴，然后用闪火法将罐吸拔在点刺的穴位上，留罐 5 分钟，每日 1 次。

2. 取穴：神阙穴

患者仰卧，常规消毒腹部皮肤后，采用梅花针从膻中穴至肚脐进行叩刺，轻叩刺四五遍，然后用闪火法将罐吸拔在膻中穴上，从上至下进行推拉走罐，以皮肤潮红为度，再将罐留在中脘、神阙穴 10 分钟。每日 1 次。

足浴疗法

1. 明矾生姜足浴方

原料：明矾 30 克，生姜 6 克。

制法：将明矾和生姜放入锅中，加入适量清水，煎煮 20 分钟，去渣取汁，将汁液倒入浴盆中浴足，每日 2 次。

功效：此方对治疗胃热恶心呕吐有很好的疗效。

2. **竹茹橘皮足浴方**

原料：橘皮50克，竹茹30克，香茹15克。

制法：将上述三味药材放入锅中，加入适量水，煎煮30分钟后去渣取汁，将汁液倒入浴盆中，加入开水适量，先熏蒸后浴足，每日1次，每次30分钟。

功效：此方具有清暑化湿、和胃止吐的功效。

3. **莱菔子橘皮足浴方**

原料：莱菔子、橘皮各30克，山楂20克。

制法：将上述三味药放入锅中，加入适量清水，煎煮30分钟后，去渣取汁，将汁液和开水倒入浴盆中泡脚。每晚1次，每次30分钟。

功效：此方具有消食导滞、和胃止吐的功效。

4. **豆蔻生姜足浴方**

原料：草豆蔻、生姜各50克，绿豆适量。

制法：将上述食材放入锅中，加入适量清水，煎煮10分钟后，去渣取汁，先用毛巾蘸取汁液擦拭双足，待水温适宜时浸泡双脚。每日2次，每次30分钟。

胃痛

胃痛又称胃脘痛，以上腹部疼痛为主症，痛时可牵连胁背，常常兼有恶心、呕吐、泛酸、便血、便秘等症状。多见于急慢性胃炎、消化性溃疡、胃癌、胃肠神经症等疾病。胃痛多由外受寒邪、肝气郁结、脾胃虚弱、中焦虚寒所致，因此理气止痛为常见治疗方法。

症状：恶心、呕吐、泛酸、便血、便秘等。

小偏方

1. **土豆粥和中养胃治疗胃脘不适**

原料：不去皮土豆250克，蜂蜜少许。

制法：将土豆洗干净切成块，用水煮至粥状，加入蜂蜜服用。每日早晨空腹服用。

功效：不能使用发了芽的土豆，因为发芽的土豆有毒，吃完后会导致腹泻、呕吐，加重病情。

2. 良姜粳米粥治疗心腹冷痛

原料：高良姜 15 克，粳米 100 克。

制法：先煎良姜，去渣取汁，再加入粳米煮成粥食用。

功效：高良姜温通脾胃，可以有效治疗胃气痛、肚腹疼痛。

3. 姜醋方治疗寒性胃痛

原料：米醋 250 毫升，生姜 100 克。

制法：将生姜切成丝，放在米醋中密封备用，每日空腹食用 10 毫升。

功效：生姜具有温胃散寒的功效，止痛效果好。

4. 苦瓜方和胃止痛

原料：苦瓜适量。

制法：将苦瓜烘干研成细末，用温水送服。

功效：苦瓜味苦、无毒、性寒，入心、肝、脾、肺经，具有养胃止痛、清热祛暑、明目解毒、利尿凉血、解劳清心之功效。

5. 辣椒生姜汁治疗胃寒痛

原料：辣椒 1 个，生姜、红糖各适量。

制法：将上述食材放入锅中，加入适量水煎汁，每日分早晚 2 次服用。

功效：辣椒性温，味辛，有小毒，入脾、胃经，具有健脾胃、祛风湿的功效。主治寒性胃痛、风湿痛、腰腿痛等病症。

6. 梨汁治疗胃痛呃逆

原料：鲜梨适量。

制法：将梨绞碎取其汁液。

功效：梨具有活血化瘀、健胃消食的功效，主治脾胃虚寒、胃脘冷痛、慢性腹泻等症。

7. **萝卜汁温胃散寒止痛**

原料：白萝卜、姜适量。

制法：将白萝卜和姜榨取汁液，将两种汁液混合，每日在餐后服用。

功效：白萝卜味辛、甘，性凉，入肺、胃经，含有芥子油、淀粉酶、粗纤维等多种营养成分，具有促进消化、增强食欲、加快胃肠蠕动和止咳化痰的作用。

足浴疗法

1. **桂枝麻黄足浴方**

原料：桂枝20克，麻黄、羌活、独活各15克，红花、艾叶、细辛各10克。

制法：将上述药材放入药罐中，加清水浸泡10分钟后，水煎取汁，放入浴盆中，加入适量温水泡脚，可以在泡脚时适当地按摩，如果水温变凉，可以加入适当热水，直至双足暖和、皮肤发红为止。每晚1次，每方可用3次。

功效：桂枝性味辛温，有散寒解表的作用，常配合麻黄治疗无汗的风寒感冒，有助麻黄发汗解表的作用。桂枝还能温经、祛风寒、活血通络，可以有效祛除人体所受的风寒。

2. **鲜姜香附足浴方**

原料：鲜姜35克，香附20克。

制法：将上述药材洗干净放入锅中浸泡10分钟，然后煎熬取汁，将汁液倒入浴盆中，待水温适宜时浸泡双脚。每日1剂，每日泡脚2次，每次30分钟。

功效：此方具有散寒止痛的功效。

3. **萝卜菜足浴方**

原料：萝卜菜150克，大葱、生姜各适量。

制法：将上述药材洗干净切细，放入锅中，加清水浸泡10分钟，去渣取汁，将汁液倒入浴盆中，先熏蒸后浴足。每日1剂，每日泡脚2次，每次30分钟，5日为1个疗程。

功效：此方对治疗饮食积滞所致的胃痛有很好的疗效。

4. 二香足浴方

原料：木香、香附各15克。

制法：将上述药材洗干净放入锅中加水煎熬，去渣取汁，将汁液倒入浴盆中，加入适量开水，先熏蒸后浴足。每日1剂，每日泡脚2次，每次30分钟，4日为1个疗程。

功效：此方具有疏肝行气的功效，对治疗肝郁气滞所致的胃痛有很好的疗效。

胃及十二指肠溃疡

胃及十二指肠溃疡又称为消化性溃疡，是指胃肠道和胃液接触部位的慢性溃疡，因为主要发生在胃和十二指肠，所以常称为胃及十二指肠溃疡。此病的形成与胃酸和胃蛋白酶分泌过多，幽门螺旋杆菌感染等有关，主要表现为慢性周期性的上腹痛。胃溃疡的疼痛多发生在饭后一小时左右，之后逐渐缓解。十二指肠溃疡的疼痛多发生在夜间或饭前，少许进食即可缓解。

症状：反酸、烧心、腹部胀闷、恶心、呕吐、食欲不振等。

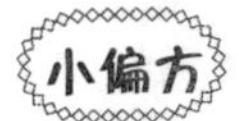

1. 土豆汁蜂蜜和中养胃

原料：土豆汁100毫升，白及60克，枳实60克，诃子肉90克，蜂蜜500克。

制法：先将三味中药研成细末，再加入土豆汁、蜂蜜搅拌均匀，装在容器内备用。每次食用一汤匙，每日3次，根据病情轻重确定相应的服用天数。

功效：蜂蜜不仅可以健胃、润肠和通便，还能抑制胃酸分泌，减少胃黏膜的刺激，缓解疼痛。

2. 糯米枣粥养胃健脾

原料：糯米 100 克，红枣 8 克。

制法：按常法煮粥，煮至极烂。

功效：糯米含有蛋白质、脂肪、糖类、钙、磷、铁、维生素 B_1、维生素 B_2、烟酸及淀粉等，营养丰富，为温补强壮食品，具有补中益气，健脾养胃，止虚汗之功效，对食欲不佳、腹胀腹泻有一定缓解作用。

3. 锅焦白菜汤补气运脾

原料：深黄色锅焦一大碗，白菜心 100 克，虾米 6 克，猪油、盐适量。

制法：将白菜心洗干净，切成碎片，把锅焦放入铁锅中，加冷水两大碗，中火烧开煮烂，然后放入白菜心、虾米、猪油、细盐，再煮 5 分钟食用。

功效：锅焦属于中药之一，具有补气、运脾、消食、止泄泻的功效。

4. 红枣旱莲草汁滋阴补胃

原料：旱莲草 50 克，红枣、红糖各适量。

制法：将旱莲草和红枣放入锅中，加水适量，待水煎至一半时，去渣取汁，加入红糖调味。

功效：旱莲草又叫墨斗草，味甘、酸，性凉，归肾经、肝经，具有养阴补肾、乌须固齿、凉血止血的功效。

5. 杏仁方抗炎、润肠

原料：杏仁适量。

制法：将杏仁用开水浸泡一天，然后取出皮和尖，炒至微黄，装入瓶中备用。每天饭后吃 10 粒左右。

功效：杏仁中富含脂肪油，能提高肠内容物对黏膜的润滑作用，故杏仁有润肠通便之功能，此外杏仁还具有抗炎、镇痛的作用。

6. 木瓜方健胃解毒

原料：木瓜 15 克。

制法：将木瓜洗干净放入锅中，加水煎熬，去渣取汁，每日1剂。

功效：木瓜中含有多种维生素、果糖、蔗糖、铁质、钙质、木瓜酵素、酒石酸等，可健胃助消化、解酒毒，能治胃溃疡、胃痛、肠炎、湿脾、筋骨痛等症，常用于胃肠等病症的治疗。

拔罐疗法

1. 取穴：中脘、天枢、关元穴

先在穴位上闪罐，每穴30次左右，然后留罐约10分钟，每日一次，症状缓解后改为2日1次。

此法对治疗脾胃虚寒性胃病有很好的疗效，可有效缓解神疲乏力、手足不温、吐清水、大便溏薄、苔薄白等症状。

2. 取穴：大椎、肝俞、脾俞、气海、胃俞、筋缩、中脘穴

采用刺络拔罐法，先对局部皮肤消毒，用消毒的三棱针点刺至微出血为度，用闪火法将大小适宜的玻璃火罐吸拔在点刺部位，拔出血液4毫升左右，每日1次。

足浴疗法

1. 玫瑰陈皮足浴方

原料：干玫瑰花200克，陈皮150克。

制法：将上述药材研成细末，每次取20克放入浴盆中，然后倒入开水浴足，每日1次。

2. 生姜茶叶足浴方

原料：红糖15克，老生姜10克，茶叶6克。

制法：将上述食材放入锅中，加入适量水煮沸，20分钟后去渣取汁，将汁液倒入浴盆中足浴，每日1次。

功效：此方具有健脾胃、助消化的功能。

腹泻

腹泻是指肠道蠕动增快而引起的排便次数增多，粪质稀薄或呈水样，有的甚至排出脓血或未消化物。一般将腹泻分为急性腹泻与慢性腹泻两类，前者是指腹泻呈急性发病，历时短暂，而后者一般是指腹泻超过2个月者。腹泻的发生有很多种原因，有的是因消化力衰弱或食物未曾嚼烂；有的是因为过食含碳水化合物引起，导致发酵后包围淀粉之粗纤维质发生作用，刺激黏膜发炎；有的则是因褥暑煎熬或感受风寒而引起。

症状：急性腹泻表现为粪便稀薄呈水样、腹痛、发热、食欲不振、呕吐。

慢性腹泻表现为粪便稀薄、体重减轻、贫血、腹胀、四肢乏力。

小偏方

1. 山药红枣粥治疗脾胃虚寒引起的慢性腹泻

原料：山药30克，红糖15克，红枣10枚，薏米20克，糯米30克，干姜3片。

制法：将上述食材一起煮成粥，每日分3次服用，根据病情确定服用天数。

功效：山药为薯蓣科草本植物，味甘性平，有补脾益胃的疗效，常用于治疗脾虚食少，便溏或泄泻及小儿脾胃虚弱、消化不良、腹泻腹胀、形体消瘦等。

2. 番石榴汁治疗消化不良所致腹泻

原料：番石榴3个，蜂蜜少许。

制法：将番石榴去外壳，取果肉，加水一碗半，煎煮至多半碗左右，去渣取汁，加入蜂蜜，一天内分三次引用。

功效：番石榴性温，味甘、涩、酸，无毒，具有收敛止泻、止血、止痒的功效。主治泄泻、久痢、湿疹、创伤出血等症。

3. 红茶干姜水治疗寒邪所致腹泻

原料：红茶、干姜丝各3克。

制法：将红茶干姜丝放入瓷杯中，用100毫升开水冲泡加盖10分钟，代茶服。

红茶可以帮助胃肠消化、促进食欲，可利尿、消除水肿，并强壮心脏功能。红茶还可以有效预防疾病，因为红茶的抗菌力强，用红茶漱口可防滤过性病毒引起的感冒，并预防蛀牙和食物中毒，降低血糖值和高血压值。

4. 米糠方健脾利尿

原料：高粱米糠30克。

制法：将米糠放入锅中翻炒，炒至颜色变黄并散有香味为止，将米糠上面多余的外壳拿去，每日3次，每次服用3克。

功效：米糠苦甘、平、无毒，归入脾、胃经，具有健脾胃、消肿利尿功效，主治腹泻、脚气、浮肿等症。

5. 白面方健脾厚肠

原料：白面500克。

制法：将白面放锅中炒至焦黄色，每日空腹用开水送服1次，每次2汤匙。

功效：白面富含蛋白质、碳水化合物、维生素和钙、铁、磷、钾、镁等多种矿物质，有养心益肾、健脾厚肠、除热止渴的功效。

6. 艾叶饼外敷方治疗寒泻

原料：艾叶、酒各适量。

制法：将艾叶用酒炒蓉，然后将此制成饼状敷在脐中。

功效：艾草又名香艾、艾蒿，味苦、辛，性温，入脾、肝、肾经。具有散寒除湿、温经止血的功效，对治疗寒性腹泻有很好的疗效。

7. 五倍子外敷方

原料：五倍子30克。

制法：将五倍子捣碎，加入醋调匀敷在脚心。每天1次。

功效：此方对治疗慢性腹泻有很好的疗效。

按摩疗法

（1）用一手或两手纵向抓起腹壁进行抖动，反复3遍，有促进消化的功效。

（2）由胸骨下方开始沿胸部正中线用手掌先向下推动2分钟，逐渐加重手法，可以开胸顺气、消食散结。

（3）以肚脐为中心，掌根按住脐部，左手四指并拢，按照顺时针方向揉动2分钟，再换右手以同样姿势逆时针方向揉动2分钟，可以促进小肠蠕动，帮助消化。

足浴疗法

1. 生姜葱白足浴方

原料：生姜、葱白各30克。

制法：将生姜捣烂，与葱白一起放入锅中，加入适量水煎煮半小时，然后将汁液倒入浴盆中，先熏蒸后浴足。

功效：此方对治疗水泻有很好的效果。

2. 鲜艾叶足浴方

原料：鲜艾叶300克。

制法：将鲜艾叶加水煎熬15分钟，去渣取汁，将汁液倒入浴盆中，先熏蒸后泡脚，每日3次。

3. 马齿苋足浴方

原料：马齿苋30克，生姜20克。

制法：将上述药材捣烂取汁，将汁液倒入浴盆中，待水温适宜时浴足，每日3次，每次半小时。

功效：此方对治疗湿热型腹泻疗效显著。

4. 无花果足浴方

原料：无花果叶60克。

制法：将无花果叶放入锅中，加入适量水煎煮30分钟，去渣取汁，将汁液倒入浴盆中，到水温适宜时浴足。每日2次，每次30分钟。

功效：此方具有清热止泻的功效。

痢疾

痢疾为急性肠道传染病之一。痢疾初起，先见腹痛，继而下痢，日夜数次至数十次不等。多发于夏秋季节，由湿热之邪，内伤脾胃，致脾失健运，胃失消导，更挟积滞，酝酿肠道而成。

症状：发热、腹痛、里急后重、大便脓血、神昏、惊厥。

小偏方

1. 红枣红糖汤治疗久痢不止

原料：红糖60克，红枣5个。

制法：把红糖红枣煎煮成汤服用。

功效：此方可以健脾温中，大健中气，并有活血之功。

2. 双菜秦皮煎剂治疗急慢性细菌性痢疾

原料：铁苋菜、秦皮、委陵菜各30克。

制法：每日取1剂药煎2遍和匀，每日分3次服用。症状消除，大便正常后，需再服3剂，才可彻底痊愈。

功效：铁苋菜消炎收敛，有保护肠黏膜的作用；秦皮清热燥湿，对痢疾杆菌有强大的抗菌作用；委陵菜清热解毒，凉血止血，有抗菌治痢的作用。

3. 蒜汁红糖方治疗痢疾、肠炎

原料：大蒜 30 克，红糖适量。

制法：将大蒜捣烂取汁，加入红糖和凉开水调匀，每日分 3 次服用。

功效：此方具有解毒止痢的功效。

4. 乌梅方治疗久痢下血

原料：乌梅 3 颗。

制法：先用火烧乌梅，然后再将其研成细末，用红糖水冲服。

功效：乌梅味酸、涩，性平，归肝、脾、肺、大肠经，具有敛肺、涩肠、生津、安蛔的功效。

5. 玫瑰花方治疗赤白痢疾

原料：玫瑰花适量。

制法：将玫瑰花去除蒂，再将其焙干研成细末，每次用黄酒送服。每日 2 次，每次 2 克。

功效：玫瑰花性温，有理气解郁、化湿和中、和血散瘀的功效，主治肝胃气痛、吐血咯血、月经不调及痢疾等症。

6. 夏枯草汁治疗细菌性痢疾

原料：夏枯草 60 克。

制法：将夏枯草放入水中浸泡 1 小时，然后放入锅中煎熬 2 小时，去渣取汁。每日分 4 次服用。

功效：夏枯草对痢疾杆菌、伤寒杆菌、霍乱弧菌、大肠杆菌、变形杆菌、绿脓杆菌和葡萄球菌、链球菌有很强的抑制作用。

艾灸疗法

1. 取穴：足三里、天枢、上巨虚等穴

采用隔盐灸，先把盐放在穴位上，再把艾柱置于盐上，点燃艾柱，以温热舒适感为度，每穴灸4次左右，每日1次，5天为一个疗程。

便秘

便秘是一种临床症状，主要是指排便次数减少、粪便量减少、粪便干结、排便费力等。具体要结合粪便的性状、本人平时排便习惯和排便有无困难作出是否便秘的判断。目前治疗便秘的药物有不少，但是多多少少都对肠道有一定的刺激，不适合长期使用。在这种情况下，各疗法综合运用就是必须的了。

症状：排便次数减少、粪便量减少、粪便干结、排便费力。

小偏方

1. 车前子方治疗高血压便秘效果好

原料：车前子30克。

制法：将车前子加水煎煮成150毫升，每日3次饭前服用，1周为1个疗程。一般1～4个疗程即可痊愈。服药期间停服其他药物。

功效：车前子不仅可以治疗便秘，还有降血压的作用，特别适用高血压便秘患者服用。

2. 白术散对虚性便秘疗效颇佳

原料：生白术。

制法：取生白术适量，研成极细的粉末，每次服用10克，每天3次。一般用药3～5天，大便即可恢复正常。

功效：白术具有健脾益气、燥湿利水、止汗、安胎的功效。

3. **决明子茶可润肠通便**

原料：决明子20克。

制法：将决明子放置在茶杯内，以白开水冲浸约20分钟，待水渐成淡黄色，香味四溢时即可饮用。喝完之后再加1次开水泡饮。

功效：决明子归肝、肾、大肠经，泡水喝可清热明目，润肠通便。用于目赤涩痛，羞明多泪，头痛眩晕，目暗不明，大便秘结，有减肥之功效。

4. **连翘饮治疗术后便秘尤其有效**

原料：连翘15~30克。

制法：将连翘煎沸当茶饮，每日1剂。持续服用1~2周，即可停服。

功效：连翘煎水特别适用于手术后便秘、妇女经期、妊娠期和产后的便秘、外伤后便秘、高血压便秘、习惯性便秘、老年无力性便秘等症。

5. **生甘草泡水专治婴幼儿便秘**

原料：生甘草。

制法：取生甘草2克，用15~20毫升的开水冲泡后服用，每日1剂。

功效：生甘草泡水专治婴幼儿便秘，效果良好，一般用药7~15天即可防止便秘复发。

针刺疗法

1. **取穴：大肠俞、天枢、支沟、足三里、阳陵泉、三阴交、大横穴等穴**

针刺大肠俞、天枢、支沟、足三里、阳陵泉、三阴交、大横穴等穴，每日1次，每次取2穴位，留针15分钟，用弧度提拉刮针，中等刺激手法。

2. **取穴：神阙、气海穴，合谷、曲池穴，中脘、行间穴，脾俞、胃俞穴**

冷秘可艾灸神阙、气海；热秘可加针刺合谷、曲池；气滞秘加针刺中脘、行间；气血虚弱型便秘加针脾俞、胃俞。

3. 取穴：大肠、直肠下段肝、心穴

针刺大肠、直肠下段、肝、心穴，不要压迫，每周最好1次。

按摩疗法

（1）摩腹。仰卧于床上，用右手或双手叠加按于腹部，按顺时针做环形有节律的抚摸，力量适度，动作流畅。约3～5分钟。

（2）指揉天枢穴。仰卧于床上，用中指指腹放在同侧的天枢穴上，中指适当用力，顺时针按揉1分钟。

（3）掌揉中脘穴。仰卧于床上，左手掌心紧贴于中脘穴上，将右手掌心重叠在左手背上，适当用力揉按1分钟。

（4）按揉关元穴。仰卧于床上，用一手中指指腹放在关元穴上，适当用力按揉1分钟。

（5）按揉肾俞穴。坐于床上，两手叉腰，两拇指按于两侧肾俞穴上，适当用力按揉1分钟。

（6）按揉合谷穴。以一侧拇指指腹按住合谷穴，轻轻揉动，以有酸胀感为宜，每侧1分钟，共2分钟。

（7）按揉支沟穴。以一侧拇指指腹按住支沟穴，轻轻揉动，以有酸胀感为宜，每侧1分钟，共2分钟。

（8）按揉足三里穴。坐于床上，用拇指指腹按在同侧的足三里穴上，适当用力按揉1分钟，感觉酸胀为度。

（9）按揉三阴交穴。坐于床上，用拇指指腹按于同侧的三阴交穴上，适当用力按揉1分钟，感觉以酸胀为度。

（10）推肋部。仰卧于床上，两手掌放在体侧，然后用掌根从上向下推两侧肋部，反复做1分钟。

（11）推擦腰骶部。坐于床上，两手五指并拢，以掌根贴于同侧的腰骶部，适当用力自上而下地推擦数次，直至腰骶部发热为度。

消化不良

消化不良指腹内食物多而未消化，它不像一般的腹胀一样感到不舒服，而是因食物未完全消化而无法吸收，导致身体日渐消瘦，症状可持续或反复发作，病程超过一个月或在过去的十二月中累计超过十二周。是临床上最常见的一种功能性胃肠病。

症状：上腹痛、上腹胀、早饱、嗳气、食欲不振、恶心、呕吐等。

小偏方

1. 红茶白糖水清神化食

原料：红茶50克，白砂糖500克。

制法：红茶加水煎煮。每20分钟取煎液一次，再加水煎煮，再取煎液，共取4次。将所取的煎液混合，再用小火煎煮至汁液变浓，加白砂糖调匀。再把调匀的汁液放入锅中煎煮至丝状，到粘手时停火，趁热倒在表面涂有食油的大搪瓷盆中，等稍冷时，将糖分割成块即可。每日饭后含食2块。

功效：糖尿病人，对白砂糖不适的人禁食或少食。

2. 苹果猪肉汤润肠胃

原料：苹果2个、猪瘦肉适量。

制法：将苹果切成块状，放入锅中，加两碗水先煮，水沸后加入切片猪肉200克直至煮成猪肉透明状，调味服用。

功效：猪瘦肉味甘咸、性平，入脾、胃、肾经，具有补肾养血，滋阴润燥之功效。主治热病伤津、消渴羸瘦、肾虚体弱、产后血虚、燥咳、便秘、补虚、滋阴、润燥、滋肝阴，润肌肤，利二便和止消渴。猪肉煮汤饮下可急补由于津液不足引起的烦躁、干咳、便秘和难产。

3. 芡莲猪尾汤治疗脾虚弱引起的消化不良

原料：猪尾1个，莲子、芡实各75克，红枣8个。

制法：把猪尾上的肥肉切去，洗干净，切成小段。把红枣去核，然后将芡实、莲子放进砂锅中，加入适量的水，大火煎煮。水沸后下入猪尾，煮2小时后，等尾烂时放入少许酱油和盐。

功效：中医认为，芡实性味甘、涩、平，入脾肾二经，主要的功用是补脾止泻，固肾涩精。由于味甘，方能补脾；由于味涩，才能固肾。在古药书里，芡实被称作是“补而不峻”“防燥不腻”的粮菜佳品。芡实药性平和，不温不燥，四季均可食用。

4. 萝卜汁健胃消食

原料：白萝卜适量。

制法：将白萝卜绞出汁液，然后加水煎熬服用。

功效：白萝卜汁辛甘，性凉，入肺胃经，含有芥子油、淀粉酶和粗纤维等，具有促进消化、增强食欲、加快胃肠蠕动和止咳化痰的作用，本草纲目称之为“蔬中最有利者”。

5. 丁香方治疗功能性消化不良

原料：丁香适量。

制法：将丁香研成细末，每次取2克用开水冲服。

功效：丁香味辛，归胃、脾、肾经。具有温中、暖肾、降逆、补肾阳、健胃消胀的功效。可用于治疗打嗝和因消化不良引起的腹胀、腹泻、呕吐、口臭等症。

6. 山楂炭消食化滞

原料：山楂炭12克。

制法：将山楂炭研成细末，每次用开水冲服。

功效：山楂炭具有健脾开胃、消食化滞、活血化瘀的功效，主治肉积痰饮、痞满吞酸、泻痢肠风、腰痛疝气、产后儿枕痛、恶露不尽、小儿乳食停滞症。

按摩疗法

1. 取穴：内关穴

用拇指推揉内关穴2分钟，指力逐渐加重，左右两臂穴位交替进行。

2. 取穴：气海、关元穴

双手手掌重叠放在小腹上，先按顺时针方向旋转按摩2分钟，然后再按逆时针方向按揉2分钟。

3. 取穴：内庭和然谷穴

按揉两穴各30次，力度以有酸胀感为宜。

足浴疗法

1. 橘皮莪术足浴方

原料：橘皮、莪术、花椒、砂仁、小茴香各15克。

制法：将上述药材放入锅中，加入适量水，煎熬30分钟后，去渣取汁，将汁液倒入浴盆中，加入适量开水，先熏蒸后足浴。每日1次，每次30分钟。

功效：此方具有健脾开胃、消食化水的功效。

2. 萝卜柚子足浴方

原料：白萝卜叶50克，柚子皮30克，黑丑15克。

制法：将上述药材放入锅中，加入适量水煎熬，水沸数次后，取药液足浴，每日1次。

3. 黑白丑足浴方

原料：黑丑60克，香附子50克，五灵脂、白丑各30克。

制法：将上述药材放入锅中，加入适量水浸泡10分钟，然后煎至数沸后，去渣取汁，将汁液倒入浴盆中，先熏蒸后足浴，每日1次。

急性胃肠炎

急性胃肠炎是胃和肠道的急发炎症，临床表现主要为恶心、呕吐、腹痛、腹泻、发热等。夏秋季是急性胃肠炎的多发季节，其发生多由于饮食不当、暴饮暴食，或食入生冷腐馊、秽浊不洁的食品。

症状：腹泻、恶心、呕吐、食欲低下、低血钾、腹胀、不规则低热或高热、烦躁不安进而精神不振、意识朦胧甚至昏迷。

小偏方

1. 枣树皮红糖汤用治胃肠炎消炎止泻

原料：枣树皮 20 克，红糖 15 克。

制法：将枣树皮水煎后，去渣取汁，加入红糖调服，每日 1 次。

功效：枣树皮性温味涩，可以止泻、祛痰、镇咳、止血。主治泄泻、痢疾、咳嗽、崩漏、外伤出血、烧烫伤等。

2. 干姜丝绿茶水可防急性胃肠炎

原料：绿茶 3 克，干姜丝 3 克。

制法：将上述食材放入杯中用沸水冲泡，加盖浸泡 30 分钟后，代茶饮。每日可以多次喝。

功效：茶中含有的多酚类物质，尤其是儿茶素，能抑菌、消炎、抗氧化，可阻止脂褐素的形成，并将人体内含有的黑色素等毒素吸收之后排出体外。生姜的提取物能刺激胃黏膜，引起血管运动中枢及交感神经的反射性兴奋，促进血液循环，振奋胃功能，达到健胃、止痛、发汗、解热的作用。姜的挥发油能增强胃液的分泌和肠壁的蠕动，从而帮助消化；生姜中分离出来的姜烯、姜酮的混合物有明显的止呕吐作用。

3. 韭菜方治疗虚寒症肠胃炎

原料：韭菜适量。

制法：将韭菜连根洗干净，捣烂取汁约100毫升，每日服用3次。

功效：韭菜具有温中、行气、散血、解毒的功效。

4. 白扁豆汁治疗急性肠胃炎（呕吐不止者）

原料：白扁豆50克。

制法：将白扁豆放入锅中，加入适量水，煮成汁服用，每日2次。

功效：白扁豆味甘，性平，具有健脾和中、消暑化湿、消暑解毒、养胃下气、补虚止泻的功效。《本草纲目》记载："硬壳白扁豆，其子充实，白而微黄，其气腥香，其性温平，得乎中和，脾之谷也"。

5. 车前子粥清胃热、消浮肿

原料：粳米50克，车前子30克。

制法：将车前子用纱布包好，将其放入锅中，加入适量水煎熬，去渣取汁，将粳米加入汁液中熬成粥，每日分早晚2次服用。

功效：车前子具有清胃热、利小便、消浮肿的效用。

6. 砂仁粥化湿开胃

原料：砂仁5克，粳米适量。

制法：将砂仁研成细末，将粳米放入锅中加水煮成粥，粥熟后将砂仁末加入其中，再煮沸即可食用。

功效：砂仁味辛，性温，归脾、胃、肾经，具有化湿开胃、温脾止泻、理气安胎的功效，主治急性肠胃炎、脾胃虚寒、呕吐泄泻、妊娠恶阻等症。

按摩疗法

1. 取穴：小肠穴

由上向下按摩小肠穴5分钟，可以治疗治疗急慢性肠炎、胃肠胀气、腹泻、腹部闷痛等病症。

2. 取穴：太白穴

浴足时用平补平泻法按摩太白穴40次左右可以治疗急性胃肠炎、痢疾、消化不良等疾病。

高血压

高血压又称原发性高血压，以体循环动脉血压升高为主要表现，病人多会感到头痛、肩膀酸痛、目眩、耳鸣、心跳、呼吸困难和手脚麻木等。一般认为收缩压等于或高于21.3千帕，舒张压等于或高于12.7千帕可诊断为高血压。高血压如果不能得到有效的治疗，就会影响心、脑、肾等器官，引起高血压心脏病、脑动脉硬化、中风和肾功能减退等并发症。因为高血压是一种慢性病，因此治疗过程会比较长。

症状：头痛、头晕、失眠、心悸、胸闷、烦躁、易疲劳等。

小偏方

1. 柿子牛奶清热降压

原料：未成熟柿子若干、牛奶适量。

制法：将柿子榨成汁，取汁液30毫升加入沸腾的牛奶里面，分3次服用。

功效：柿子味甘涩、性寒、无毒，有清热去燥、润肺化痰、止渴生津、健脾、治痢、止血等功能，可以缓解大便干结、痔疮疼痛或出血、干咳、喉痛、高血压等症。所以，柿子是慢性支气管炎、高血压、动脉硬化、内外痔疮患者的天然保健食品。

2. 玉米饮降压利水

原料：玉米须60克。

制法：将玉米须晒干，洗干净加水煎熬。每日分3次服用。

功效：玉米须味甘、性平，有平肝清热、利尿祛湿的功效。可用于治疗高血压、糖尿病、黄疸肝炎、泌尿系统感染以及吐血、衄血、疮疡等症。

3. 香蕉西瓜皮汤治疗上亢型高血压

原料：香蕉3~4个，西瓜皮60克（如果是新鲜的可以加倍），玉米须60克，冰糖适量。

制法：先将香蕉去皮，把西瓜皮、玉米须和香蕉放入锅中一起煮，加入冰糖调服。每日 2 次。

功效：西瓜皮味甘、淡，性凉，归心、胃、膀胱经，有清热、解渴、利尿的功效。可以用于治疗暑热烦渴、小便短赤、咽喉肿痛、口舌生疮、浮肿等症。

4. 鲜西红柿蘸白糖治疗血压高、眼底突出

原料：鲜西红柿 2 个。

制法：将西红柿洗干净每天早晨蘸白糖空腹食用。

功效：中医认为西红柿味甘、酸，性凉，微寒。能清热止渴、养阴、凉血，归肝、胃、肺经。具有生津止渴、健胃消食、清热解毒、凉血平肝、补血养血和增进食欲的功效。西红柿中包含的果酸，能够降低血液中胆固醇的含量，所以西红柿是高血压、高脂血症、冠心病等患者理想的辅助食物。

5. 芹菜粥清肝火、降血压

原料：芹菜 200 克，红枣适量。

制法：将芹菜洗干净切碎，然后将其与红枣一起放入锅中，加入适量水，煎煮 30 分钟即可食用。

芹菜含酸性的降压成分，可松弛血管平滑肌，使血管变得更宽松，进而降低血压。

6. 葵花叶汁降压方

原料：新鲜葵花叶 50 克。

制法：将葵花叶洗干净，放入锅中加水煎煮，去渣取汁，每日分早晚 2 次服用。

功效：葵花叶味淡、苦，性平，入肝、胃经，具有平肝降压、消食健胃等功效。主治高血压、头眩晕、胃脘胀满等症。

足浴疗法

1. 钩藤足浴方主治肝阳上亢型高血压

原料：钩藤 20 克。

制法：将钩藤剪碎，用布包好，也可以加入少许冰片，每天早晨起床或晚睡前放入浴盆内加温水泡脚。每次足浴 40 分钟左右，每包用一天，10 天为一个疗程。

注意事项：在治疗前一天停止服降压药，治疗期间也不能使用降压药。

2. 夏枯草枸杞足浴方平肝泻火、清热安神

原料：夏枯草 100 克、枸杞叶 150 克。

制法：将夏枯草和枸杞叶放入锅中，加适量水，煎煮 30 分钟，去渣取汁，将汁液倒入盆中，加适量开水，先熏蒸后泡脚。每次 35 分钟左右，每日 1 次，20 日为一个疗程。

足部穴位按摩

取穴：涌泉穴

用拇指指腹向下按压或手握空拳轻击涌泉穴，以出现局部热感后停止操作。

涌泉穴位于足前部凹陷处第二、三趾趾缝纹头端与足跟连线的前三分之一处，是名副其实的降压特效穴。

低血压

低血压主要由高级神经中枢调节血压功能紊乱所引起，是以体循环动脉血压偏低为主要症状的一种疾病。一般认为，成年人的收缩压低于 12 千帕、舒张压低于 8 千帕者就是低血压患者。低血压有原发低血压（体位性低血压）和继发低血压两种，原发性低血压多见于体弱者，继发性低血压各类人群均可发生。低血压又分为急性低血压和慢性低血压两种，急性者多伴随有昏厥、休克等症状；慢性者多因脾胃失调、肝肾不足、气血两虚引起，常伴有头晕、目眩、疲倦、食欲不振、盗汗等症状，较严重者还会出现头痛、耳鸣、贫血、体质变弱等症状。低血压的治疗要根据发病原因进行针对性治疗。

症状：头晕、气短、胸闷、心慌、乏力、健忘、失眠、易疲倦、面色苍白、注意力不集中等。

小偏方

1. 红枣羊肉汤治疗低血压性眩晕有疗效

原料：当归、红枣各50克，羊肉250克，生姜15克。

制法：将羊肉、生姜片、红枣加水煎熬，大概熬成3碗，加入调料。然后将当归煎至24毫升，加入刚才熬出的药液中，分2次服用。

功效：当归味甘、辛，性温，能补血、活血，对低血压有很好的食疗效果。

2. 生姜方主治低血压引起的头晕、短气等症状

原料：生姜适量。

制法：将生姜去皮洗干净，生吃。

功效：生姜对治疗高血压有好处，平时可以在菜汤、豆腐汤、鸡汤中多放些生姜，也可以多饮用姜茶。

3. 天麻母鸡汤益气补血治疗低血压

原料：黄芪30克，天麻15克，陈皮15克，母鸡（嫩）一只，葱、姜、红酒各10克，食盐1.5克。

制法：先将母鸡去毛去爪及内脏，放入沸水中使其皮伸展，再用凉水冲洗。将事先备好的黄芪、天麻装入鸡腔中，然后再将鸡放入砂锅中，加入葱、姜、盐、酒及陈皮，加入适量水，文火炖至鸡烂熟，再加入胡椒粉少许即可食用。

功效：天麻是一味常用而较名贵的中药，临床多用于头痛眩晕、肢体麻木、小儿惊风、癫痫、抽搐、破伤风等症。由于天麻对肝阳上亢引起的头痛、眩晕等效果显著，故常被人当成“补药”服用。

4. 糯米人参方主治气阴两虚型低血压

原料：糯米10克，人参、五味子、麦冬各5克。

制法：将人参、五味子、麦冬放入锅中，加入适量水煎熬，去渣取汁，将糯米加入汁液中熬成粥食用。每周服用2次。

功效：五味子具有敛肺、滋肾、生津、收汗、涩精的功效。

5. 鹿茸粉滋肾升压方

原料：鹿茸粉0.3克。

制法：将鹿茸粉放入蛋内蒸熟，每日空腹食用。

功效：鹿茸粉具有升压、敛肺、滋肾、生津、收汗的功效。

6. 甘草桂枝方活血升压

原料：炙甘草、桂枝、肉桂各9克。

制法：将上述食材用开水冲服。

功效：肉桂味辛、甘，归肾、脾、心、肝经，具有护肝升压、散寒止痛、活血通络的功效，主治低血压、心腹冷痛、虚寒吐泻、头晕耳鸣、脾虚肾寒等症。

足浴疗法

1. 枳实黄芪足浴方温阳补气、提升血压

原料：枳实、黄芪各25克，白酒50克。

制法：将枳实和黄芪放入锅中，加适量水，煎煮30分钟，去渣取汁，与适量白酒及开水同时倒入浴盆中，先熏蒸，后泡脚。每次40分钟，每天2次，15天为一个疗程。

2. 补骨脂黄精足浴方主治肾精亏损所致的低压

原料：补骨脂12克，黄精12克，制附片10克，熟地、山萸肉各10克，枸杞9克，肉桂、仙灵脾各9克。

制法：将上述药材加适量清水浸泡20分钟，煎沸数次，去渣取汁，将汁液与1500毫升开水一起倒入脚盆中。先熏蒸，后泡脚。每次40分钟，每天2次，20天为一个疗程。

3. 桂枝川芎足浴方主治肾阳虚弱型低血压

原料：桂枝、川芎各25克，锁阳15克。

制法：将三味药加水适量，浸泡 20 分钟，煎煮 30 分钟，去渣取汁，将汁液与 1500 毫升开水一起倒入浴盆中，先熏蒸，后泡脚。每次 40 分钟，每天 2 次，20 天为一个疗程。

足部穴位按摩

取穴：涌泉穴、太冲、足三里、太溪、三阴交

双手扣拳擦涌泉穴，直至脚心发热。点按太冲、足三里、太溪和三阴交穴 40 次左右，力度以酸胀为宜。

涌泉穴位于足前部凹陷处第二、三趾趾缝纹头端与足跟连线的前三分之一处；太冲穴位于位于足背侧，第一、二跖骨结合部之前凹陷处；足三里是一个强壮身心的大穴，位于外膝眼下四横指、胫骨边缘。按摩足三里有通经活络、疏风化湿、扶正祛邪、调节机体免疫力、增强抗病能力的作用；太溪穴位于足内侧，内踝后方与脚跟骨筋腱之间的凹陷处，双侧对称；三阴交位于小腿内侧，足内踝尖上 3 寸，胫骨内侧缘后方。

高脂血症

高脂血症是由各种原因导致的血浆中的胆固醇、甘油三酯以及低密度脂蛋白水平升高和高密度脂蛋白过低的一种的全身质代谢异常的一种病。过多的脂质会使血液变得粘稠，不易流动，然后慢慢在血管内膜沉积起来，这些沉积的脂质又会使血液中其他物质在血管内膜下附着沉积，加重病情。此病症的病因，有的是因为遗传原因，有的则是因为饮食过多，有的则是继发于其他疾病，所以高脂血不是一种特定的疾病，而是一组疾病。

症状：心悸眩晕、腹胀纳呆、乏力倦怠、口渴不欲饮水、失眠多梦、五心烦热等。

小偏方

1. 香蕉茶祛脂滑肠效果好

原料：香蕉 50 克，蜂蜜少许。

制法：香蕉去皮后打碎，将其放入茶水中，加入蜂蜜调匀。每日服 3 次。

功效：香蕉含有的维生素 A 能增强对疾病的抵抗力，维持正常的生殖力和视力所需要；硫胺素能抗脚气病，促进食欲、助消化，保护神经系统；核黄素能促进人体正常生长和发育。香蕉还有促进肠胃蠕动、润肠通便、润肺止咳、清热解毒、助消化和滋补的作用。香蕉容易消化、吸收，从小孩到老年人都能安心地食用。

2. 山楂荷叶饮专治高脂血引起的头晕头痛、胸胁胀满等症状

原料：山楂 30 克，槐花 5 克，荷叶 15 克，草决明 10 克，白糖适量。

制法：将上述药材放入锅中煎煮，待山楂快烂时，将其弄碎，再煮 10 分钟左右，去渣取汁，放入白糖调味。

功效：山楂味酸、甘，性微温，归脾、胃、肝经，有开胃消食、化滞消积、活血散瘀、化痰行气的功效。用于治疗肉食滞积、症瘕积聚、腹胀痞满、瘀阻腹痛、痰饮、泄泻、肠风下血等。

3. 桃花粉活血利水

原料：新鲜桃花适量。

制法：先将桃花阴干，然后将其研成细末，每日空腹食用 3 次。

功效：桃花含有山柰酚、香豆精、三叶豆苷、柚皮素等元素，具有利水、活血、通便的功效，主治高脂血症、水肿、脚气、痰饮、积滞、二便不利等症。

4. 苦瓜茶健脾养血

原料：苦瓜 200 克，绿茶 3 克。

制法：先将苦瓜洗干净，然后将瓤去除，将绿茶放入苦瓜内，然后将苦瓜封住阴干，将其切碎用沸水冲泡 30 分钟，每次 10 克。

功效：苦瓜具有清热消暑、养血益气、补肾健脾、滋肝明目的功效。苦瓜的维生素C具有预防坏血病、保护细胞膜、防止动脉粥样硬化的作用；苦瓜中的苦瓜素被誉为“脂肪杀手”；苦瓜中的苦瓜甙和苦味素能健脾开胃、增进食欲；苦瓜中所含的生物碱类物质奎宁、苦瓜甙和类似胰岛素的物质，有利尿活血、消炎退热、清心明目、降低血糖的功效。因此此方具有平肝降压、降糖调脂的功效。

5. 水蛭末降脂方

原料：水蛭适量。

制法：将水蛭烘干研成细末，然后用开水冲泡服用，每晚5克。

功效：水蛭具有破血逐瘀的功效，对高脂血症的胆固醇和甘油三酯有明显降低作用。

6. 枸杞茶补血安神

原料：枸杞30克。

制法：用开水冲服，每日1剂，分3次服用。

功效：枸杞中含有甜菜碱、胡萝卜素、多种不饱和脂肪酸、氨基酸等，具有降血脂、降血糖、抑制脂肪在肝内沉积、防止肝硬化、保护肝细胞、防止肝功能紊乱的功效。

7. 荷叶茶降压降脂

原料：新鲜荷花叶适量。

制法：将荷花叶洗干净，放入锅中加水煎熬。

功效：荷叶味苦，性平，归肝、脾、胃经，有健脾升阳、消暑利湿、散瘀止血、生发清阳、凉血止血、降压降脂的功用，主治高脂血症、口干引饮、小便短黄、头目眩晕、面色红赤、高血压、出血症等症。

艾灸疗法

1. 取穴：关元、丰隆、悬钟、足三里穴

用药艾条温和灸，每个穴位灸15分钟，每日1次，30天为1个疗程。

2. 取穴：脾俞、肝俞、丰隆、内关、足三里、三阴交、中脘穴

用药艾条温和灸，每次取3~5个穴，各灸10~15分钟，每日或隔日1次，15天为一个疗程。

按摩疗法

1. 取穴：足三里、丰隆穴

点按足三里和丰隆穴各80次，以有胀痛感为宜。

2. 取穴：太冲、行间穴

按摩太冲穴和行间穴各40次，力度以有胀痛感为宜。

足浴疗法

1. 萝卜山楂足浴方

原料：新鲜白萝卜60克，生山楂、大黄、泽泻各30克，新鲜橘叶15克。

将上述药材放锅中，加适量清水，煎煮30分钟后，去渣取汁，将汁液倒入浴盆中，再加入适量开水，先熏蒸后浴足。每日1次，每次30分钟。

2. 月见草足浴方

原料：月见草适量。

制法：将月见草洗干净，放入锅中加入适量清水，浸泡10分钟后煎熬，去渣取汁，将汁液倒入浴盆中，待水温适宜时浸泡双脚。每日2次，每次30分钟，2日1剂。

功效：此方具有通便降脂的功效。

3. 大黄足浴方

原料：大黄适量。

制法：将大黄放入锅中，加清水适量煎熬，去渣取汁，将汁液倒入浴盆中，先熏蒸后足浴，每晚1次。

冠心病

冠心病是冠状动脉粥样硬化性心脏病的简称，是指冠状动脉血管发生动脉粥样硬化病变而引起血管腔狭窄或阻塞，造成心肌缺血、缺氧或坏死而导致的心脏病，是临床最为常见的一种心血管疾病。其形成原因多与体内脂质代谢调节紊乱和血管壁的正常机能结构破坏有关。世界卫生组织将冠心病分为5大类：无症状心肌缺血（隐匿性冠心病）、心绞痛、心肌梗死、缺血性心力衰竭（缺血性心脏病）和猝死5种临床类型。

症状：心绞痛、心律失常、心肌梗死、心力衰竭或猝死等。

小偏方

1. 醋泡花生通脉降脂

原料：米醋、花生各适量。

制法：用米醋把花生浸泡一周，醋量以能淹没花生为度，早晚各吃一次，每次15粒左右。

功效：米醋中所含的丰富有机酸，可以促进人体内糖的代谢并使肌肉中的疲劳物质乳酸和丙酮等被分解从而消除疲劳。

2. 干姜酒治疗冠心病见效快

原料：干姜末15克，清酒100毫升。

制法：酒热后下姜末，每次30克，每日1次。

功效：此方对治疗胸闷憋气、阵发性心痛心悸、面色苍白、疲倦无力等症状有很好的疗效。

3. 山药红枣粥是治疗冠心病的好疗方

原料：山药300克，瘦肉30克，白果10克，香菜5克，红枣4粒，葱适量。

制法：先将红枣泡发切碎，再将山药切成片，瘦肉剁蓉，姜切成丝，香菜切末，葱切成花。将砂锅中的水烧开，放入米煮成粥，再加入白果、山药，5 分钟后加入剩下材料，也可用盐和鸡精调味。

功效：山药补脾养胃、生津益肺、补肾涩精，常用于脾虚食少、久泻不止、肺虚喘咳、肾虚遗精、带下、尿频、虚热消渴。

4. 香蕉蜂蜜茶降低胆固醇

原料：香蕉 50 克，蜂蜜、茶各适量。

制法：先将香蕉去皮研碎，然后加入蜂蜜和茶水中搅拌均匀即可食用。

功效：香蕉具有降低胆固醇血清的作用，胆固醇过高会引起冠心病，香蕉的果柄具有降低胆固醇的作用。

5. 玉米粉蜂蜜粥清湿热、利肝胆

原料：玉米粉 50 克，蜂蜜适量。

制法：将玉米粉放入锅中，加入适量冷水煮成粥，粥熟后加入蜂蜜调味，每日 2 次。

功效：玉米味甘、性平，含有蛋白质、脂肪、淀粉、维生素 B_1、维生素 B_2、维生素 B_6、维生素 A、维生素 E、胡萝卜素、纤维素以及钙、磷、铁等多种营养元素，具有调中开胃、益肺宁心、清湿热和利肝胆的功效。主治冠心病、胆囊炎、肝炎、高血压、高脂血症、慢性鼻炎、肠炎等症。长期食用可明显降低血中胆固醇，软化动脉血管，是高血压、冠心病、肥胖症患者和老年人的理想食品。

6. 丹参酒活血化瘀

原料：丹参、40°白酒适量。

制法：将丹参放在白酒中浸泡一星期即可食用，每日早晚各饮 30 毫升。

功效：丹参具有清心神、化痰湿、活血化瘀的作用，主治冠心病、心绞痛、肝硬化、高血压、高血脂等症。

足浴疗法

1. 橘皮杏仁足浴方主治痰瘀中阻型心脏病

原料：鲜橘皮 100 克，杏仁 30 克，茜草根 20 克。

制法：将上述药物放入锅中，加适量水，煎煮30分钟，去渣取汁，将汁液与300毫升的开水一起倒入浴盆中，先熏蒸后泡脚。每次30分钟，每天1次，10天为一个疗程。

2. 桂枝人参叶足浴方主治心阳不足型心脏病

原料：桂枝30克，人参叶、制附子各20克。

制法：将上述药材放入锅中，加适量水，煎煮30分钟，去渣取汁，将汁液与3000毫升的开水一起倒入浴盆中，先熏蒸后泡脚。每次30分钟，每天1次，10天为一个疗程。

足部反射区按摩法

1. 心脏反射区按摩法

按法：单食指扣拳法，顶压心脏反射区50次左右，力度以局部胀痛为宜。

心脏反射区位于左足底肺反射区下方，第四、五跖骨头之间与肩关节反射区平行。此法具有补气、生血的功效。

2. 脾脏反射区按摩法

按法：单食指扣拳法，一手半捏拳，食指弯曲，用食指关节顶点施力，力度以反射区产生酸痛为宜。

脾脏反射区位于左足底第四、五跖骨之间，距心脏反射区正下方一横指。此法具有健脾化湿、统摄血液、增强机体免疫能力的功效。

3. 肝脏反射区按摩法

按法：单食指扣拳法，用食指关节顶点施力，向足趾方向按摩，力度以反射区产生酸痛为宜。

肝脏反射区位于右足底第四、五跖骨间肺反射区的下方及足背上与该区域相对应的位置。此法具有舒肝利胆、清热解毒、补益肝血、平肝潜阳的功效。

4. 腹腔神经丛反射区按摩法

按法：单食指扣拳法，用食指关节顶点施力，力度以反射区产生酸痛为宜。

腹腔神经丛反射区位于双足底第二、三跖骨之间，肾与胃反射区的周围。

5. 肾上腺反射区按摩法

按法：单食指扣拳法，顶压肾上腺反射区，力度以反射区产生酸痛为宜。

肾上腺反射区位于双足底第三跖骨与趾骨关节所形成的“人”字形交叉的稍外侧。此法具有补肾填精、活血祛风的功效。

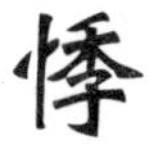

心悸是指病人心中悸动不安，也就是我们常说的心慌，此病一般是阵发性，多因劳累或情志波动引起，因此此病的治疗应以调养心神、益气养血、温阳化饮、活血通络为主。

症状：心跳加快、胸闷、失眠、健忘等。

小偏方

1. 酸枣仁粳米粥专治心悸

原料：酸枣仁15克，粳米100克。

制法：先将酸枣仁炒成黄色状，将其碾成末，再将粳米洗干净加水煮成粥，在快熟时将酸枣仁末加入其中，再煮一会儿。空腹食用。

功效：粳米性平，味甘，具有养阴生津、除烦止渴、健脾胃、补中气、固肠止泻的功效，而且用粳米煮米粥时，浮在锅面上的浓稠液体俗称米汤、粥油，具有补虚的功效，对于病后、产后体弱的人有良好疗效。

2. 猪肉黄鳝方治疗气血亏虚型心悸

原料：瘦猪肉100克，黄鳝1条，黄芪15克。

制法：将黄鳝去除内脏，然后将其与猪肉、黄芪一起放入锅中，加入适量清水煮熟，去渣取汁。

功效：黄鳝含有大量的维生素A、维生素B_1、维生素B_2、蛋白质、脂肪等营养元素，具有补虚损、健脾胃、补肝肾、除风湿、强筋骨的功效。

3. 太子参木耳方用治气阴不足型心悸

原料：太子参15克，白木耳9克。

制法：将太子参和木耳放入锅中，加水适量，煎熬服用。

功效：太子参味甘、微苦，性平，归脾、肺经，具有补益脾肺、益气生津的功效，主治脾虚食少、倦怠乏力、心悸自汗、肺虚咳嗽、津亏口渴、精神疲乏等症。

4. 猪心方治疗各种心悸

原料：猪心1个，大枣15克。

制法：将猪心破开，将大枣放入其中，然后放入锅中蒸熟，每日中午食用。

功效：我国自古就有"以脏补脏，以心补心"的说法，猪心含有蛋白质、脂肪、钙、磷、铁、维生素B_1、维生素B_2、维生素C以及烟酸等多种营养元素，具有加强心肌营养、增强心肌收缩力、安神睡眠、养心补血的功用，对治疗心悸失眠有较好食疗效果。

5. 茉莉花茶用治各种心悸

原料：茉莉花、石菖蒲各6克，清茶10克。

制法：将上述药材研成细末，用开水冲泡服用，每日1剂。

功效：茉莉花有理气开郁、辟秽和中、消炎解毒、清肝明目、生津止渴、祛痰治痢、通便利水、祛风解表、延年益寿的功效，对治疗心悸、痢疾、腹痛、结膜炎及疮毒等具有很好疗效。

6. 芥末方浴手、足

原料：芥末400克左右。

制法：先将芥末加水调成糊状，出现芥末油气味为止，将其倒入浴盆中，加入温热水，手、足浴。每日 1 次，每次 20 分钟左右。

功效：此方可以活血通络，有增强新陈代谢和减轻疼痛的作用。

7. **大蒜敷足方**

原料：大蒜 60 克，桃仁 30 克，巴豆、冰片各 20 克，鸡蛋 1 个。

制法：将上述药材捣烂，加入鸡蛋清调成糊状，将其放入油纱布袋内，烘热，敷双足心涌泉穴，每次 5 分钟。

功效：此方有宁心益肾、活血通络的作用。

糖尿病

糖尿病又称消渴症，是由于人体内胰岛素分泌缺陷或其生物作用受损而引起的以糖代谢紊乱为主的疾病。临床表现为血糖过高及尿糖、多饮、多尿、多食和消瘦等，还会伴有疲乏无力、肥胖等症状。本病的发生与肺、胃、肾功能失调有关，或是由于饮酒过度烧坏肝脏；或是年轻时操劳过度，未能及时调整，使机能受到损害；或是由于先天虚弱或患病生理机能提早衰退。其发病率较高，特别是 45 ~ 65 岁年龄段患此病率更高。糖尿病如果得不到有效治疗，会导致各种组织，特别是眼、肾、心脏、血管、神经的慢性损害、功能障碍。

症状：多尿、多饮、疲乏、消瘦、尿液中含糖量增高等。

小偏方

1. **南瓜粥可以治疗各类糖尿病**

原料：南瓜 250 克，粳米 100 克。

制法：将南瓜切成片，和粳米一起煮成粥，每日早晚各 1 次，1 日 1 剂，30 天为一个疗程。

功效：南瓜有“降糖降脂佳品”之誉，南瓜中的果胶能调节胃内食物的吸收速度，使糖类吸收减慢，可溶性纤维素能推迟胃内食物的排空，控制饭后血糖上升。

2. 蘑菇汤治疗糖尿病效果好

原料：蘑菇适量。

制法：将蘑菇煮汁饮用，常常服用对糖尿病患者有一定的食疗效果。

功效：蘑菇含有人体很难消化的粗纤维，可以保持肠内水分，吸收余下的糖分，将其排出体外。

3. 山药白鸽汤降低血糖

原料：淮山药、玉竹、麦冬各30克，白鸽1只。

制法：将白鸽去除毛和内脏后，洗干净切成块，再和洗干净的山药、玉竹、麦冬一起放入锅中，加适量清水，文火煮2小时即可食用。

功效：鸽肉具有补肝壮肾、益气补血、清热解毒、健脑补神、降低血压、生津止渴、提高记忆力、调整人体血糖等功效。

4. 苦瓜汤降糖方

原料：鲜苦瓜200克。

制法：将苦瓜洗干净放入锅中加清水煮成汤，每日3次。

功效：苦瓜含有苦瓜甙和类似胰岛素的物质，具有良好的降血糖作用，是糖尿病患者的理想食品。

5. 石膏饮治疗肺热胃热型糖尿病

原料：石膏60克，生地30克。

制法：先将石膏打碎，和生地一起放入锅中，加入适量清水煎煮，去渣取汁，每日1剂。

功效：石膏味辛、甘，性寒，具有解肌清热、除烦止渴、清热解毒的功效。

6. 菠菜银耳汤滋阴润燥

原料：菠菜根100克，银耳10克。

制法：将上述食材加水煎煮，去渣取汁，每日2次。

功效：此方对治疗糖尿病症见口渴、大便干燥者有很好的食疗效果。

7. 空心菜汁清热降糖方

原料：空心菜梗100克，玉米须50克。

制法：将空心菜与玉米须加水煎熬取汁服用。

功效：空心菜含有维生素、蛋白质、钙、磷、铁等多种营养元素，具有清热解毒、凉血利尿的功效。

足浴疗法

1. 黄芩党参足浴方主治气阴两虚型糖尿病

原料：黄芪45克，党参、山药、麦冬、五味子、生地、熟地、苍术、玄参、牡蛎各15克。

制法：将上述药材放入锅中，加入2000毫升清水，将水煎至1500毫升时去渣取汁，将汁液倒入浴盆中，先熏蒸后泡脚。每次40分钟，每日1次，20日为一个疗程。

2. 皂角刺足浴方主治糖尿病足部溃疡、疼痛

原料：皂角刺30克，草乌、川乌、穿山甲、苏木、伸筋草各10克。

制法：将上述药物放入锅中，加适量清水，煎煮30分钟，去渣取汁，将汁液与2000毫升的开水一起倒入浴盆中，先熏蒸后泡脚。每次40分钟，每日2次，15天为一个疗程。

3. 桂枝紫丹参足浴方主治糖尿病肢端坏疽

原料：桂枝、生附片各50克，紫丹参、生黄芪、忍冬藤各100克，没药、乳香各24克。

制法：将上述药材加5公斤水文火煎煮20分钟，将药液倒入浴盆中，待水温适宜时泡脚。每次3分钟，每日1次，直至治愈。

功效：活血通流、温阳益气。

4. 花粉知母足浴方治疗阴虚燥热型糖尿病

原料：花粉30克，知母25克，麦冬、天冬、玄参、白芍、赤芍、生地各15克，栀子15克，金银花20克，黄连、黄芩各10克。

制法：将上述药材加水煎煮30分钟，去渣取汁，将汁液与适量开水倒入浴盆中浴足。每次熏泡 40 分钟左右，每日早晚各 1 次，20 天为一个疗程。

足部穴位按摩

1. 取穴：照海穴

用手指的指腹以画圆的方式按摩。

照海穴位于人体的足内侧，内踝尖下方凹陷处。此法具有调节体内水分、缓解口干舌燥的功效。

2. 取穴：太冲、太溪穴

单指扣拳，点按两穴 80 次左右，力度以酸痛为宜，男性患者先左后右，女性患者先右后左。

太冲穴位于足背侧，第一、二跖骨结合部之前凹陷处。太溪穴位于足内侧，内踝后方与脚跟骨筋腱之间的凹陷处，即脚的内踝与跟腱之间的凹陷处，双侧对称。此法具有燥湿生风、清热生气的功效。

肝硬化

肝硬化是一种常见的由多种原因引起的慢性疾病，如饮食不节、情志所伤、外邪入侵、慢性肝炎等都可能引起肝硬化。在我国大多数为肝炎后肝硬化，少部分为酒精性肝硬化和血吸虫性肝硬化。

症状：食欲减退、消瘦、鼻腔出血、恶心、呕吐、水肿、溃疡、大便失常等。

小偏方

1. 李子蜂蜜茶对症治疗肝区隐痛、口渴乏力

原料：新鲜李子 100 克，蜂蜜 25 克，绿茶 2 克。

制法：将李子剖开，加 1 杯水煮沸 3 分钟，加入绿茶和蜂蜜即可。

每日1剂，分3次食用。

功效：李子中含有多种氨基酸，能清肝利水，对治疗肝硬化腹水有很好的疗效。但是多食李子也易伤脾胃，导致腹泻，因此饮茶时最好将李子去掉。

2. 槟榔甲鱼汤消食逐水

原料：槟榔120克，甲鱼1只，大蒜适量。

制法：将槟榔、甲鱼、大蒜洗干净用清水炖煮，待其熟时，将槟榔捞出去，即可食用。

功效：甲鱼有清热养阴、平肝熄风的功效，对治疗肝硬化和肝脾肿大有很好的疗效。

3. 干葫芦方治疗肝硬化兼有黄肿鼓胀者

原料：干葫芦瓜1个。

制法：将干葫芦瓜烧后研成细末，用米汤送服，每日1次。

功效：葫芦瓜性寒、味甘，入肺、胃、肾经，具有清热利尿、除烦止渴、润肺止咳、消肿散结的功能。

4. 猪肚粥活血化瘀、健脾解郁

原料：猪肚、大米各100克，姜丝、葱花、盐各适量。

制法：将猪肚洗干净，将其放入锅中，加入适量水煮至七成熟，然后切成丝备用。将猪肚和其余材料一起放入锅中煮成粥食用。

功效：此方具有调肝健脾、益气行血的作用。

5. 陈皮柚子方主治肝硬化症见脘腹胀满、食少口臭者

原料：陈皮9克，柚子1个，红糖适量。

制法：将柚子洗干净，去除皮和核，绞成汁，再将其与陈皮、红糖一起放入锅中煎熬，每日1剂。

功效：柚子味苦、辛，性温，柚肉中含有非常丰富的维生素C以及类胰岛素等成分，有消炎镇痛、止咳平喘、清热化痰、健脾消食、解酒除烦、散寒燥湿的功效。

6. 红花鲤鱼汤软肝化瘀

原料：红花子30克，鲤鱼1条。

制法：将红花子捣碎，装入布袋内，然后和鱼一起放入锅中煎煮，待鱼刺脱落后食用。

功效：红花子具有活血解毒的功效。

7. 马蹄草方敷脐

原料：马蹄草、麝香适量。

制法：将上述药材捣烂后敷在脐上，上面盖以纱布，再用胶布固定，每日1次。

功效：此方对治疗肝硬化引起的腹水少尿、腹壁青筋暴露等症状有很好的疗效。

按摩疗法

1. 取穴：肾、肝、膀胱反射区

用食指扣拳法顶压肾、肝、膀胱反射区各60次，以产生局部胀痛为宜。

2. 取穴：肺、输尿管反射区

用拇指指腹推压法推按肺和输尿管反射区各50次。

神经衰弱

神经衰弱是指精神容易兴奋和脑力容易疲劳，常伴有心理生理症状的一种精神症，主要是由于严重而长时间的精神和心理压力使得大脑处于过度紧张的状态。自卑、敏感、多疑、自制力差、依赖性强的人很容易患此病。

症状：容易兴奋、极易疲劳、失眠、没食欲、焦虑、头昏、眩晕等。

小偏方

1. 白鸽枣饭用治体弱神衰、病后虚损

原料：肥大白鸽1只，白糖、豉油、食油、黄酒各适量，大米100克，红枣4枚，冬菇3朵，鲜姜2片。

制法：先将白鸽洗干净切成块，用白糖、豉油、食油、黄酒调汁腌制。将冬菇泡软切成丝，枣去核，姜切片，一起倒入鸽肉碗中拌匀。再将大米加水放入锅中蒸煮，待米饭快干时将鸽肉、红枣平摊在米饭上，加盖蒸熟。每晚1次。

功效：白鸽肉味甘、咸，性平，能补肝肾、益气血。

2. 桑葚糖水治疗神经衰弱之失眠、便秘

原料：鲜桑葚100克，冰糖10克。

制法：将桑葚与冰糖加水蒸煮。

功效：桑葚具有补血滋阴、生津止渴的功效，主要治疗耳鸣心悸、烦躁失眠等。

3. 灵芝方治疗神经衰弱（头昏失眠者）

原料：灵芝5克。

制法：将灵芝放入锅中，加水煎煮，去渣取汁，每日1剂。

功效：灵芝味甘，性平，无毒，归肺、心、脾、肾经，具有益气血、安心神、健脾胃的功效，主治心悸、失眠、头晕、神疲乏力、久咳气喘等症。

4. 枇杷银耳粥生津降逆

原料：新鲜枇杷200克，银耳25克，冰糖适量。

制法：将枇杷洗干净，去皮切片；然后将银耳洗干净，加水泡软，将枇杷与银耳放入锅中，加入清水蒸煮，快熟时加入冰糖调味。

功效：枇杷味甘、酸，性平，入肺、胃经，具有清肺生津止渴、祛痰止咳、和胃降逆的功效。

5. 洋葱外用方

原料：洋葱适量。

制法：将剥开的洋葱放在枕头旁边。

功效：洋葱味甘、辛，性平，具有健胃、消食、平肝、润肠、祛痰、利尿及发汗等作用，是不可多得的保健食品。

刮痧疗法

取穴：风池、心俞、脾俞、合谷、内关、神门、足三里、三阴交、太冲穴

用补法直刮至有痧痕为止，先刮风池、心俞、脾俞穴，再刮合谷、内关、神门穴，最后刮足三里、三阴交、太冲穴。每日1次。

在刮痧的同时可以配合必要的精神安慰，使病人树立起战胜病魔的信心。

失眠

失眠是睡眠障碍的一种表现，是中枢神经系统失调的一种反应。引起失眠的原因有很多，有因身体疾病引起的，如更年期障碍、高血压、动脉硬化等；也有因精神上的压力引起的，如焦虑、抑郁、精神分裂等。失眠对我们的生活有很大的影响，如注意力不集中、工作质量低下、记忆力衰退等，因此失眠应该及早治疗。

症状：难以入睡、早醒、多梦、睡眠时间减少等。

小偏方

1. 枸杞菊花酒补血养心

原料：枸杞50克，菊花30克，地黄、当归、五味子各10克。

制法：将上述药材浸泡在500毫升的白酒中，封存7个月后再饮用。

功效：地黄滋补阳气，有调养滋补之效。

2. 红枣麦冬汤益气安神

原料：红枣15枚，麦冬25克，龙眼肉15克，白糖5克。

制法：将上述药材加水煮成汁液，调入白糖。

功效：麦冬味甘、微苦，微寒，归心、肺、胃经，有养阴生津、润肺清心的功效，主治肺燥干咳、阴虚痨嗽、喉痹咽痛、津伤口渴、内热消渴、心烦失眠、肠燥便秘等症。

3. 酸枣仁粥宁心安神

原料：酸枣仁 15 克，粳米 100 克。

制法：先将酸枣仁炒黄碾成末备用，将粳米洗干净加水煮粥，在快熟的时候加入酸枣仁末，再煮一会儿，空腹食用。

功效：酸枣仁有宁心安神、养肝、敛汗的功效，主治虚烦不眠、惊悸怔忡、体虚自汗、盗汗等症。《本草图经》中记载有："酸枣仁，《本经》主烦心不得眠，今医家两用之，睡多生使，不得睡炒熟，生熟便尔顿异。而胡洽治振悸不得眠，有酸枣仁汤。"

4. 桑葚饮滋补肝肾

原料：桑葚 1000 克，蜂蜜 400 克。

制法：将桑葚放入锅中加水煎煮，去渣取汁，然后以同样方法再取一次汁液，将两次汁液混合，小火煎至浓稠时加入蜂蜜煮沸，然后装瓶备用。

功效：桑葚味甘，性寒，具有滋阴补血、生津润燥的功效，主治久病体虚、肝肾阴亏、失眠多梦、肠燥便秘、津亏血少等症。

5. 核桃汁治疗肾虚型失眠

原料：核桃仁适量，白糖 30 克，黄酒 50 毫升。

制法：将核桃仁捣烂成泥，然后和白糖、黄酒一起放入锅中，小火煮 30 分钟。每日 1 剂，分 2 次服用。

功效：核桃仁具有滋补肝肾、养血固精、温肺润肠、乌须发的功效，主治肺肾亏虚、健忘失眠、小便淋漓白浊、便秘、遗精、阳痿等症。

6. 花生叶助眠方

原料：新鲜花生叶 90 克。

制法：将花生叶洗干净，加水煎熬 20 分钟服用。

功效：花生叶是一种天然的助眠药，具有补养心脾、镇静安神的功效，主治神经衰弱、夜不能寐、失眠多梦、易于惊醒、心悸健忘等症。

7. 黄花菜凉血清肝方

原料：黄花菜50克，冰糖适量。

制法：将黄花菜煮30分钟后去渣，再加入冰糖煮3分钟即可食用，每日睡前服用。

功效：黄花菜味甘、性凉，具有凉血清肝、利尿通乳、清热解毒、利尿消肿等功效。

足浴疗法

1. 小麦大枣足浴方

原料：小麦100克，甘草30克，大枣适量。

制法：将上述食材加水煎熬，待水剩下一半时，去渣取汁，然后将汁液倒入浴盆中浴足。

功效：此方对治疗神经衰弱引起的失眠有很好的疗效。

2. 夜交藤足浴方

原料：夜交藤、荷叶各30克，穿心莲20克，桂枝15克。

制法：将上述药材放入锅中，加入适量水煎煮40分钟，去渣取汁，将汁液倒入浴盆中，再加入适量开水，先熏蒸后浴足，每晚睡前泡1次。

功效：此方对治疗心火旺盛引起的心烦失眠疗效显著。

3. 丹参荷叶足浴方

原料：丹参、荷叶各25克，红花10克，川椒5克。

制法：将所有食材放入锅中，加水煎煮30分钟，去渣取汁，将汁液倒入浴盆中，再加入适量开水，先熏蒸后浴足，每晚睡前泡1次。

4. 磁石足浴方

原料：磁石30克，夜交藤、菊花、黄芩各15克。

制法：将上述药材放入锅中，加水浸泡10分钟后，煎煮取汁，然后将汁液倒入浴盆中，待水温适宜时浴足，每晚1次，每次30分。

功效：此方对治疗失眠多梦、易醒有很好的疗效。

头痛

头痛是一种常见症状，头痛细分起来非常复杂，有刺痛性疼痛、胀痛、头晕目眩头痛等。引起头痛的原因也很多，由颅内、外疾病引起的头痛叫器质性头痛，无病理变化的头痛叫功能性头痛。因此治疗头痛应该对症下药，以免发生意外。

症状： 胀痛、闷痛、撕裂样痛、电击样疼痛、针刺样痛，部分伴有血管搏动感及头部紧箍感，以及恶心、呕吐、头晕等症状。

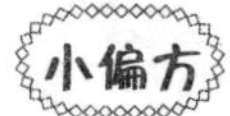

1. **菊花茶治疗风热头痛**

原料：菊花 30 克，白糖 50 克。

制法：将菊花用沸水浸泡一会儿，然后加入白糖调味。

功效：菊花茶是最佳的降火良药，对治疗头痛、痤疮、喉咙发炎、外感风热、口腔溃疡等症具有很好的效果。

2. **萝卜汁治疗偏头痛**

原料：白萝卜、冰糖适量。

制法：将白萝卜绞出汁液，然后将冰片加入萝卜汁中搅拌均匀，将汁液滴入鼻子里。

功效：白萝卜汁味辛、甘，性凉，含天然芥子油，滴入鼻腔通过鼻黏膜迅速吸收，能起到通窍活血的效果，对治疗外感风寒等引起的偏头痛有一定效果。左侧偏头痛，就将萝卜汁分数次滴入右侧鼻孔中；右侧偏头痛则滴入左侧鼻孔中。

3. **向日葵盘汤清热平肝**

原料：干向日葵盘 60 克。

制法：将向日葵盘捣烂，然后将其放入锅中，加入适量水，小火煎煮 40 分钟，每日 1 剂，分 2 次食完。

功效：向日葵花盘味甘、性寒，归肝经，具有清热平肝、止痛止血、消炎、利尿、降压的功效，主治高血压病、头痛头晕、耳鸣、脘腹痛、痛经、子宫出血、疮疹等症。

4. 桂圆汤治疗气虚头痛

原料：桂圆壳30克，红枣50克。

制法：将桂圆壳和红枣洗干净，将红枣核去掉，一起放在锅中加水煮2小时后即可食用。

功效：桂圆壳具有益气补血的功效，含有丰富的葡萄糖、蔗糖、蛋白质、铁等营养元素，能促进血红蛋白再生以补血。

5. 苍耳茶用治终年头痛

原料：苍耳15克。

制法：将苍耳炒黄，然后用水煎熬服用。

功效：苍耳具有发汗、止痛、祛风湿等功效，主治风湿痛、头痛等症。

6. 天麻母鸡汤开窍止痛

原料：母鸡250克，天麻3克，灵芝5克，野菊花2克，橄榄油少许。

制法：先将母鸡洗干净，用开水焯一下，然后放入锅中加水炖1小时后放入天麻、灵芝、野菊花一起煮，30分钟后加入盐调味。

功效：天麻味甘，性平，有息风、定惊之功效，主治眩晕眼黑、头风头痛、肢体麻木、半身不遂、语言蹇涩、小儿惊痫动风等。

7. 生姜片外敷方

原料：生姜适量。

制法：将生姜用火煨热，切成片，敷贴在太阳穴上，外用纱布固定。

功效：此方对治疗风寒头痛疗效显著。

足浴疗法

川芎足浴方

原料：川芎、防风、羌活各30克，薄荷、白芷各20克，细辛15克，绿茶5克。

制法：将上述药材放入锅中，加适量水，煎煮20分钟，去渣取汁，将汁液与3000毫升的开水一起倒入浴盆中，先熏蒸，后泡脚。每次40分钟，每日1次，5日为一个疗程。

功效：此方祛风散寒止痛，主治风寒头痛。

拔罐疗法

取穴：膈俞穴

患者取坐位或俯卧位，进行常规消毒后，用2寸左右毫针呈15°向椎体斜刺入穴位，按呼吸补气法随呼气进针，刺入1寸左右，给予轻微的提插捻压手法，以局部有酸、麻、胀为宜，留针20分钟。起针后用闪火法将火罐吸拔在穴位上，留罐10分钟。每日1次，6次为一个疗程。

按摩疗法

1. **取穴：大脑反射区**

食指扣拳法，食指弯曲，用骨间关节顶点施力，由拇指指端向根部按摩，力度以反射区产生酸痛为宜。

大脑反射区位于双足大拇趾第一节底部肉球处。左半大脑反射区在右足上，右半大脑反射区在左足上。此方具有平肝潜阳、清头明目、镇静安神、舒经通络的功效。

2. **取穴：肝脏反射区**

食指扣拳法，食指弯曲，用食指关节顶点施力，向足趾方向按摩，力度以反射区产生酸痛为宜。

肝脏反射区位于右足底第四、五跖骨间肺反射区的下方及足背上与该区域相对应的位置。此法具有舒肝利胆、清热解毒、补益肝血、平肝潜阳的功效。

3. **取穴：三叉神经反射区**

拇指指腹按压法，用拇指指端施力，由足趾端向趾根方向按摩，力度以反射区产生酸痛为宜。

三叉神经反射区位于双足拇趾第一节的外侧约 45 度角，在小脑反射区前方。左侧三叉神经反射区在右足上，右侧三叉神经反射区在左足上。此法具有活血、通络、止痛的功效。

贫血

贫血是指人体外周血红细胞容量减少，低于正常范围下限的一种常见的临床症状。贫血并不是一种疾病，而是伴随各种疾病的一种症状。贫血大多是由于肠道功能弱，致使原来可成为血色素的营养成分吸收减少，而引起贫血。

症状：注意力不集中、倦怠乏力、头发枯黄、记忆力减退、心悸气短、指甲扁平不光整、皮肤干燥、烦躁等。

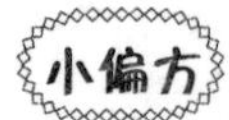

1. 黑木耳汤和血强身

原料：黑木耳 15 克，红枣 15 个左右，冰糖 10 克。

制法：将黑木耳和红枣洗干净用温水泡发，放入碗中，加入水和冰糖，将碗放入锅中约蒸 1 小时。

功效：黑木耳中铁的含量非常丰富，可以防治缺铁性贫血。

2. 菠菜羊肝汤补虚理气

原料：菠菜 60 克，羊肝 100 克，鸡蛋 2 个。

制法：先将菠菜洗干净，切成段，用水煮沸，然后再加入羊肝、姜丝、盐，打入鸡蛋卧煮。每日早晚各 1 次。

功效：菠菜含有丰富的维生素 A、维生素 C 及矿物质，尤其维生素 A、维生素 C 含量是所有蔬菜类之冠，人体造血物质铁的含量也比其他蔬菜为多，有养血、止血、敛阴、润燥的功效。对于胃肠障碍、便秘、痛风、皮肤病、各种神经疾病、贫血确有特殊食疗效果。

3. 山药方治疗心脾两虚型贫血

原料：山药50克。

制法：将山药打碎用水煎熬，每日分2次服用。

功效：山药味甘，性平，具有健脾益胃、补益肺肾、延年益寿、活血通络、消肿解毒等功效，是补气养血的圣品。

4. 糯米粥治疗肾阴虚型贫血

原料：红糯米、熟地、红糖各适量。

制法：先将熟地放入锅中，加水煎熬，去渣取汁，将红糯米加入汁液中熬成粥，待粥快熟时加入红糖调味，每日分2次服用。

功效：红糯米富含蛋白质、碳水化合物、B族维生素、钙、铁、钾、镁等营养元素，具有开胃益中、健脾暖肝、明目活血、滑涩补精之功。

5. 木耳方治疗缺铁性贫血

原料：黑木耳30克，白糖适量。

制法：将木耳熬成汤，加入白糖调味即可食用。

功效：黑木耳具有滋养强壮、补血治血、滋阴润燥、养胃通便、益智健脑等功用，主治贫血、体虚多病、失眠、慢性胃炎、高血压、白细胞减少、慢性支气管炎等病症。

6. 红枣汤养血补气

原料：红枣20克。

制法：先将红枣洗干净，然后将其放入锅中，加水煎煮，待红枣煮烂即可食用。

功效：红枣具有补虚益气、养血安神、健脾和胃等功效，主治脾胃虚弱、气血不足、倦怠无力、失眠、贫血等症。

7. 荔枝汤治疗失血性贫血

原料：荔枝干、红枣各适量。

制法：将荔枝干、红枣放入锅中加水煎熬，每日1剂，分2次服用。

功效：荔枝干味甘、酸，性温，具有益心肾、养肝血的功效。

足浴疗法

1. 党参足浴方

原料：党参60克，吴茱萸、制附片各30克。

将上述食材放入锅中，加入适量水，煮沸15分钟后，去渣取汁，将汁液倒入浴盆中，待水温适宜时浸泡双脚。

2. 何首乌足浴方

原料：何首乌、制附片各30克，党参、当归、白芍各15克。

制法：将上述食材加入适量水，煮沸10分钟后，去渣取汁，将汁液倒入浴盆中，先熏蒸，后浴足，每日1次。

按摩疗法

取穴：神门、大陵、肾穴、手心诸穴

手法有掐压两种，每次按压2分钟左右，每日1次，可以长期坚持。

神门、大陵、肾穴、手心诸穴与肠道有关，可以有效改善肠道问题。好的肠道功能会改进消化和吸收功能，使营养成分充分被吸收，可以有效缓解贫血症状。

急性肾炎

急性肾炎是急性肾小球肾炎的简称，是指两侧肾脏弥漫性肾小球损害为主的疾病，此病可见于任何年龄段，但以儿童和青少年最为多见。引起此病的原因有很多，如室内潮湿、劳累过度、风邪外袭等都可能引发该病。

症状：有血尿、水肿、食欲减退、神疲乏力、头晕、恶心呕吐等。

小偏方

1. 冬瓜汤专治急性肾炎

原料：冬瓜500克。

制法：先将冬瓜洗干净切成块，放入锅中加水适量煮成汤，分3次服用。

功效：此方对治疗热毒内攻、灼伤阴血、风热郁肺型急性肾炎有很好的疗效。

2. 玉米须汁清热利尿

原料：玉米须30克，白茅根18克，芥菜花15克。

制法：将上述药材放入锅中，加水适量煎熬，去渣取汁，每日分2次服用。

功效：玉米须具有利尿、泄热的功效，可以用来治疗肾炎水肿。

3. 白花蛇舌草汁清热解毒

原料：白花蛇舌草50克。

制法：将白花蛇舌草加水煎熬，去渣取汁，每日分3次服用。

功效：白花蛇舍草乃“清热解毒”之良药，具有清热解毒，活血利尿的功效，主治肾炎、扁桃体炎、咽喉炎、尿路感染、盆腔炎、阑尾炎、肝等。白花蛇草还能增强机体的免疫力，抑制肿瘤细胞的生长，对金黄色葡萄球菌、肺炎球菌、痢疾杆菌等致病菌有抑制作用。

4. 干白茅根汁利尿消肿

原料：干白茅根200克。

制法：将干白茅根加水煎熬，去渣取汁，分早、晚两次服用。

功效：白茅根又名茅根、地管、茹根、蓝根等，具有凉血、止血、清热、利尿的功效。主治热病烦渴、吐血、衄血、肺热喘急、淋病、小便不利、水肿等。

5. 金银花汁清热消炎

原料：金银花、白茅根各30克，连翘24克，赤小豆、车前子、滑石各18克，菊花、钩藤各10克，防风5克，苏叶3克。

制法：将上述药材加水煎熬取汁服用。每日1次。

功效：金银花具有清热解毒、通经活络、消炎去肿的功效。

6. 灯芯草汁利水消炎

原料：灯芯草25克。

制法：将灯芯草放入锅中，加入适量水煎熬取汁，每日1剂，分2次服用。

功效：灯芯草具有利水通淋、清心降火的功效。

7. 鸡血藤汁活血通络

原料：鸡血藤根50克，红糖100克。

制法：将上述药材放入锅中加水煎熬取汁服用。

功效：鸡血藤味苦、甘，性温，归肝、肾经，具有补血、活血、通络的功效。

慢性肾炎

慢性肾炎也叫慢性肾小球肾炎，本病大多数是由急性肾炎转变而来，多见于青壮年，病变常常表现为双侧肾脏弥漫性病变。此病发展较慢，起初病人毫无感觉，但随着病情的加重，病人会渐渐感到疲乏无力、抵抗力降低等，晚期可能会出现肾功能衰竭而死亡。

症状：腰酸腿肿、疲乏无力、小便清长、胸脘胀满、食欲不振等。

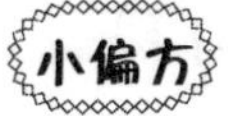

1. 山羊奶补肾益气

原料：鲜山羊奶250毫升。

制法：将山羊奶炖熟即可食用，每日3次。

功效：《本草纲目》中记载："羊乳气味甘、温、无毒，可益五脏、补肾虚、益精气、养心肺、利皮肤、润毛发"。

2. 大蒜方治疗肾炎水肿

原料：大蒜3瓣，生姜、青葱适量。

制法：将上述药材捣烂敷在肚脐上，1天3次。

功效：大蒜性温，味辛，有土生土长的青霉素之美名，含有多种维生素，且胡萝卜素和维生素C含量均很丰富，能助消化和促进食欲，具有散寒化湿、杀虫解毒、防癌的功效。

3. 芋头方利水消肿

原料：芋头1000克，红糖250克。

制法：将芋头洗干净切成片，放入锅内锻灰研成细末，加入红糖调匀。每次服用50克，每日3次。

功效：芋头又叫芋艿，含有醣类、膳食纤维、维生素B群、钾、钙、锌等多种营养元素，具有开胃生津、消炎镇痛、补气益肾的功效，主治胃痛、痢疾、慢性肾炎等。

4. **花生米方益脾健胃**

原料：花生米120克，蚕豆200克，红糖50克。

制法：将上述食材放入锅中，加水文火炖煮，待水浑浊时即可服用，服用时加入红糖调味。每日服用2次。

功效：蚕豆味甘、性平，入脾、胃经；有补中益气、健脾益胃、清热利湿、止血降压、涩精止带的功效，蚕豆茎还可以止血、止泻。

5. **仙人掌方用治慢性肾炎**

原料：仙人掌一块。

制法：将仙人掌去皮去刺后，加水煎熬，去渣取汁，每日1剂，分3次服用。

功效：此方具有行气活血、清热解毒的功效。

6. **西瓜煨大蒜利尿解热**

原料：西瓜1个，大蒜30克。

制法：将西瓜的瓜瓤和子去除，将大蒜瓣放入其中，然后封好放入糠中煨透，然后将其研成细末。每日2次，每次3克。

功效：西瓜皮中所含的瓜氨酸能增进肝中的尿素形成，有利尿、解热、促进伤口愈合以及促进人体皮肤新陈代谢的功效。主治肾炎水肿、肝病黄疸及糖尿病等症。

7. **墨鱼汤滋阴益肾**

原料：无鳞墨鱼500克，午时茶18克。

制法：将墨鱼洗干净，然后将鱼肠去掉，将午时茶装入鱼腹，然后密封好，放入锅内煮熟食用。1日分3次食用。

功效：墨鱼味咸、性平，入肝、肾经，具有养血、通经、补脾、益肾、滋阴、调经、止带之功效。

8. **藕节汤治疗慢性肾炎伴有血尿者**

原料：藕节150克。

制法：将藕节洗干净，放入锅中加入适量清水，文火煮30分钟。

功效：藕节味甘、涩，性平，归肾、胃、肝经，具有散瘀止血的功效。

part Ⅱ

外科小偏方：磕碰外伤不用慌

痔疮

俗话说十人九痔，可见痔疮的患病率是很高的。痔疮是指肛门内外有小肉突出，是肛门直肠病中最常见的疾病。痔疮有内痔、外痔和混合痔之分，内痔位于直肠齿线以上，主要症状是大便时或大便后出血；外痔位于齿线以下，主要表现为圆形较软的结节；兼有内痔和外痔的为混合痔。引发痔疮的原因有很多，但最重要的还是不良的生活习惯，久坐久立、缺乏运动和少食粗粮的人都容易患此疾病，饮酒、过劳、便秘、腹泻等均可以使病情加重。足疗可以促进人体的血液循环，对治疗痔疮有很好的疗效。

症状：便血、肿胀、发炎、疼痛等。

小偏方

1. 清蒸茄子治疗内痔发炎肿痛

原料：茄子2个，油、盐适量。

制法：先将茄子洗干净，加入油和盐放入蒸屉中蒸熟食用。

功效：茄子具有清热活血、消肿止痛功效，每天服用蒸茄子，长期下来，可有效治疗内痔出血，对便秘也有一定的缓解作用。医学研究还表明，常吃茄子对慢性胃炎、肾炎水肿等疾病都有一定的治疗作用。

2. 槐叶方治疗湿热瘀滞型痔疮

原料：槐叶适量。

制法：将嫩槐叶蒸熟晒干，然后取15克用沸水冲泡，15分钟后即可食用，每日1次。

功效：槐叶味苦，性平，归肝、胃经，具有凉血解毒、止血见长、燥湿杀虫的功效，主治痔疮、湿疹、疥癣、肠风、尿血等症。

3. 柿饼方主治瘀滞型内痔

原料：柿饼50克，黑木耳6克，红糖适量。

制法：将上述材料加水熬成汤，每日1剂。

功效：柿饼味甘、涩，性寒，无毒。入胃、大肠经。具有润肺、涩肠、止血的功效，主治痔疮、咯血、血淋、肠风、痔漏、痢疾等症。

4. 香蕉汤主治痔疮出血者

原料：香蕉2根。

制法：将香蕉洗干净，然后连皮放入锅中加水煎煮，连皮带汤食用。

功效：香蕉味甘，性寒，具有较高的药用价值。具有清热润肺、止烦渴、填精髓、解酒毒等功效。香蕉所含的食物纤维可刺激大肠的蠕动，使大便通畅，因此可防治习惯性便秘。

拔罐疗法

1. 取穴：长强穴

患者取仰卧位，将穴位皮肤捏紧后，将三菱针对准穴位快速进针，挑破脉络后再用闪火法将罐吸拔在穴位上，留罐10分钟。每日1次，5次为一个疗程。

2. 承山、次缪、会阳、大肠俞、白环俞穴

患者取俯卧位，对局部皮肤进行常规消毒后，将毫针刺入穴位，得气后，用闪火法将罐吸拔在针刺部位，留罐15分钟。每日1次，6次为一个疗程。

足浴疗法

1. 凤眼草细辛足浴方祛风活血止痛

原料：凤眼草60克，细辛28克，乳香、荆芥穗、威灵仙和枳壳各30克。制法：将上述药物放入锅中，加适量水煎煮，去渣取汁，将汁液和适量的开水一起倒入浴盆中，先熏蒸，后泡脚。每次20分钟，每日两次，20天为一个疗程。

2. 苍术黄柏足浴方治疗血栓性外痔疼痛、肿胀

原料：苍术30克，黄柏、野菊花各20克，大黄、赤芍、川乌和草乌各25克。

制法：将上述药材放入锅中，加2000毫升的清水煎煮至1500升后倒入浴盆中，先熏蒸，后泡脚。每次30分钟，早晚各一次，15天为一个疗程。

3. 大黄红花足浴方治疗外痔肿痛、内痔外脱和肛门水肿

原料：红花、金银花、黄芩各30克，大黄、芒硝各25克。

制法：将上述药材放入锅中，加适量清水，浸泡13分钟左右后，再煎煮5分钟。将药液倒入浴盆内，熏蒸患处，后泡脚。每次20分钟，每日3次，15天为一个疗程。

足部穴位按摩

按摩金门和通谷这两个穴位可以促进血液循环，缓解痔疮的疼痛。

取穴：金门穴位于人体的足外侧部，当外踝前缘直下，骰骨下缘处。用手触摸时会有微微凹陷的感觉。通谷穴在足外侧，第五跖趾关节前缘，赤白肉际处，也就是将小趾弯曲时趾根横纹的外端。

注意事项：不食辛辣食物，戒烟酒，多运动，保持肛门周围清洁。

颈椎病

颈椎病又称颈椎综合征，是颈椎骨关节炎、增生性颈椎炎、颈神经根综合征、颈椎间盘脱出症的总称，是一种以退行性病理改变为基础的疾患。根据压迫的不同部位和临床症状，颈椎病可分为神经根型颈椎病、颈型颈椎病、脊髓型颈椎病、椎动脉型颈椎病、交感神经型颈椎病、食管压迫型颈椎病。其中以神经根型颈椎病最为多见，约占颈椎病的65%。颈椎病的临床症状与病变部位、组织受累程度及个体差异有一定关系。颈椎病多发生于中老年人，多因肝肾不足、气血亏虚，长期伏案低头工作或颈部外伤及感受风、寒、湿之邪，经络阻塞而发病。

症状：颈背疼痛、上肢无力、手指发麻、下肢乏力、行走困难、头晕、恶心、呕吐，甚至视物模糊、心动过速及吞咽困难等。

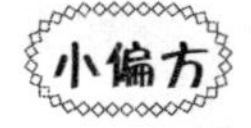

1. **冰糖醋方治疗颈椎病效果好**

原料：食醋100毫升，冰糖500克。

制法：将冰糖和醋放入锅中加热，待其融化食用，每餐饭后一汤匙。

功效：中医认为冰糖具有润肺、止咳、清痰和去火的作用。也是泡制药酒、炖煮补品的辅料。冰糖具有补中益气、和胃润肺、止咳化痰、祛烦消渴、清热降浊、养阴生津、止汗解毒等功能，可用于治疗中气不足、肺热咳嗽、咯痰带血、阴虚久咳、口燥咽干、咽喉肿痛、小儿盗汗、风火牙痛等病症。

2. **当归红花方治疗颈椎病见效快**

原料：全当归、三七、红花各等量。

制法：将上述药材碾成细末，用120目筛过滤，装入瓶中备用。每次服3克，用温开水送服。每日3次，10日为一个疗程。

功效：当归有补血调经、活血散寒、消肿止痛生肌、润肠通便的功效。为补血要药、妇科要药，亦为外科常用药。

3. **桑枝母鸡汤主治神经根型颈椎病**

原料：老桑枝60克，母鸡1000克。

制法：将母鸡洗干净去除毛和内脏，然后将其切成小块，与老桑枝一起放入锅中加水煮成汤即可食用。

功效：桑枝味苦，性平，归肝、肺经，入肺、肾二经，具有祛风湿、利关节、行水气的功效。

4. **粳米红枣方治疗气血亏虚型颈椎病**

原料：粳米50克，红枣15克，人参粉10克，白糖适量。

制法：将粳米和红枣一起放在锅中，加入适量水煮成粥，粥熟后将人参粉和白糖放入周中调匀，再煮2分钟即可食用，每日1次。

功效：人参粉味甘，性温，有补气益血功效，适合气血亏虚的人群服用。

按摩疗法

1. 取穴：风池、风府、天柱、百劳、安眠、翳风穴

按揉各穴40次左右，以感到酸胀感为宜。

2. 取穴：曲池、极泉、合谷、后溪、昆仑、悬钟穴

掐按各穴40次左右，力度稍重，以感到酸疼干为宜。

拔罐疗法

取穴：颈夹脊

患者取坐位，采用刺络拔罐法，用皮肤针进行叩刺，局部皮肤出现小血滴后，加拔火罐，留罐8分钟。以吸出4毫升血液为宜，每周2次，10次为一个疗程。

足浴疗法

1. 鸡血腾天麻足浴方治疗风寒阻络型颈椎病

原料：鸡血藤30克，天麻20克，尖头辣椒60克，白酒50克。

制法：将鸡血藤、天麻、尖头辣椒放入锅中，加适量水，煎煮40分钟，去渣取汁，将汁液与白酒和适量开水一起倒入浴盆中。先熏蒸，后泡脚。每次30分钟，每晚一次，10天为一个疗程。

2. 葛根伸筋草足浴方治疗各类颈椎病

原料：葛根、伸筋草各50克，丹参、白芍、秦艽各30克，桑枝、鸡血藤各20克。

制法：将上述药材放入锅中，加适量水浸泡20分钟，煎沸数次，去渣取汁，将药液与1500毫升开水一起倒入浴盆中，先熏蒸，后泡脚。每次40分钟，每天2次，待病好时停止。

功效：此方可以舒筋活络、活血祛瘀、理气止痛。

此外，足疗按摩可以解除肌肉和血管的痉挛，改善血液循环，促进病变组织的修复，对神经根型颈椎病疗效明显。足疗还可以消除患处肿胀，缓解对神经根或其他组织的压迫，有效减轻临床症状。

肩周炎

肩周炎是肩周肌肉、肌腱、关节囊等组织的慢性病，多发于50岁左右，所以又称之为“五十肩”。此病常见于女性和长期伏案工作的办公室人员。此病初起时肩周微痛，不会引起人们的注意，在以后病情会逐渐加重，甚至不能侧卧，影响睡眠。根据肩关节受限情况，可将肩周炎分为三期，即早期（冻结进行期）、中期（冻结期）和晚期（解冻期）。

症状：肩部酸痛、肩关节运动障碍、不能侧卧、怕冷、压痛、肌肉痉挛与萎缩等。

小偏方

1. 仙人掌泥治疗肩周炎见效快

原料：仙人掌适量。

制法：将仙人掌去刺，将其捣成泥状，贴在肩关节周围，外面用塑料膜包裹。

功效：仙人掌性寒，味苦、涩，入心、肺、胃三经。具有清热解毒、舒筋活络、散瘀消肿、解肠毒、凉血止痛、润肠止血、健胃止痛的作用。

2. 醋糟方治疗肩周炎疗效显著

原料：醋糟适量。

制法：将醋糟炒热，装入布袋内，热敷患处，每日4次，15天为一个疗程。

功效：酒糟为米、麦、高粱等酿醋后所余的残渣。醋糟味酸，微寒，无毒，《食疗本草》中记载了醋糟的用处，“气滞风壅，手臂脚膝痛，炒醋糟裹之，三、两易当瘥。”

3. 薏米方祛湿强骨

原料：薏米、红糖各30克，辣椒1个。

制法：将上述食材加水煎服。

功效：薏米味甘淡，微寒，有健脾、补肺、清热、祛风湿、强筋骨、补正气、利肠胃、消水肿等功效。

4. 穿山甲方通经活络

原料：穿山甲适量。

制法：将穿山甲焙焦，然后研成细末，装瓶备用，每日 2 次，每次用温开水冲服 2 克。

功效：穿山甲有活血通络、消肿排脓、祛风止痛、通乳等功能。

按摩疗法

（1）点按肩、上臂、斜方肌各 100 次，力度以酸胀为宜。

（2）掐按隐白、至阴两穴 40 次左右，力度稍轻。

（3）捏揉昆仑、申脉两穴 40 次左右，力度以酸疼为宜。

（4）按揉颈项 80 次左右，力度以胀痛为宜。

拔罐疗法

1. 取穴：病变部位

患者取坐位，采用走罐法，对局部皮肤进行常规消毒后，在其上面涂上润滑油，以肩峰端为中心，拔罐后，缓慢向四周环形推动，以局部皮肤潮红为宜。

2. 肩髎、肩外俞、臑俞穴

患者取坐位，采用留罐法，用闪火法将火罐吸拔在穴位上后，留罐 20 分钟，每日 1 次，5 次为一个疗程。

腰痛

腰痛是以下腰或者背痛为主要特征的腰部软组织损伤性疾病，本病出现的原因有很多，有长期弯腰或不良姿势的劳动所致，也有腰部损伤未能得到有效治疗，也有因受外界风寒入侵而导致腰部气滞血瘀、经络阻塞而导致腰部疼痛。腰痛时重时轻，反复发作，病情与天气有一定的关系，在阴雨寒冷季节更容易发作。

症状：腰部一侧或两侧发生疼痛。

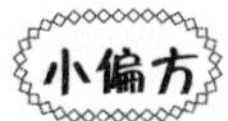

1. 羊骨糯米粥治疗肾阴虚型腰痛

原料：羊骨汤 1500 毫升，糯米 100 克，红枣 50 克。

制法：现将红枣去核，将其与糯米一起放入锅中，倒入羊汤煮成粥服用。

功效：羊骨中含有磷酸钙、碳酸钙、骨胶原等成分，其性味甘温，有补肾、强筋的作用。可以用来治疗虚劳羸瘦、腰膝无力、筋骨挛痛等疾病。

2. 蜂蜜酒治疗腰背酸痛效果佳

原料：白酒 1 瓶，蜂蜜、姜末适量。

制法：将酒和蜂蜜等量混在一起，再将姜末放入其中，封存 10 天即可饮用。

功效：蜂蜜酒具有营养健身、滋补强体、保健美容、延缓衰老的功效。

3. 木瓜方主治风湿型腰痛

原料：木瓜、车前子各 30 克，生姜 10 克。

制法：将上述食材加水煎服，每日 1 剂，分 2 次食用。

功效：木瓜味酸、性温，入肝、脾经，具有消食、驱虫、清热、祛风的功效。

4. **金毛狗脊治疗寒湿腰痛**

原料：金毛狗脊 20 克。

制法：将金毛狗脊放锅中，加水适量煎煮服用。

功效：金毛狗脊味苦、甘，性温，具有补肝肾、壮筋骨、祛风湿、利关节的功效，主治肝肾不足、腰膝酸冷、腰背酸痛、腿软乏力以及风湿痹痛等症。

5. **大豆热敷治疗猝然腰痛**

原料：大豆 900 克。

制法：先将大豆加水使之湿润，然后炒热用布包裹，放在患处热敷。

功效：大豆中含有丰富的钙、磷、镁、钾等无机盐，还含有铜、铁、锌、碘、钼等微量元素，对人体健康成长有很大的帮组。

按摩疗法

（1）用指端在患处肌肉作纵向弹拨，以产生酸胀感为宜。

（2）双手握拳由上而下连续叩击脊柱至腰部，反复进行此动作。

（3）将腰部肌肉反复拿捏提起，一拿一放，以此反复多次。

（4）按摩肾上腺、脾反射区各 2 分钟；按摩腰椎反射区和腰痛点各 4 分钟；按摩肝、髋关节、上身淋巴结、下身淋巴结反射区各 1 分钟。

足浴疗法

1. **制川乌制附子足浴方**

原料：制川乌、制附子各 50 克，细辛、桂枝、麻黄各 30 克，甘草、干姜各 20 克。

制法：将上述药材放入锅中，加入适量水浸泡 10 分钟，然后煎煮取汁，先用汁液热敷患处，然后再浴足。每日 2 次。

2. 黄腾足浴方

原料：黄腾茎叶适量。

制法：将黄腾茎叶用纱布包好，然后放入浴盆中，加入适量开水浸泡 30 分钟后浴足，每日 2 次。

落枕

落枕就是颈部肌肉扭伤，颈项强直酸痛不适，脖子活动受限。此病主要是由于睡眠姿势不当，或外寒侵袭、经络受阻而引起颈部肌肉过度紧张而发病。落枕是一种常见病，好发于青壮年，以冬春季多见。

症状：颈后部、上背部疼痛不适，以一侧为多或有两侧俱痛者，甚至累及肩部及胸背部。颈部肌肉有触痛、浅层肌肉有痉挛、僵硬。

小偏方

1. 木瓜黄酒方治疗落枕见效快

原料：木瓜 1 个，黄酒适量，乳香和没药各 6 克。

制法：在木瓜的一端挖一小孔，去除里面的瓜瓤和子，将乳香和没药放入木瓜中，将孔封住，放入锅中蒸 1 个小时，然后将其捣成泥状，用温黄酒送服，每次 10 克，每日 1 次。

功效：乳香味辛，热，微毒，入心、肝、脾经。有调气活血、定痛、追毒的功效。主治气血凝滞、心腹疼痛、痈疮肿毒、跌打损伤、痛经、产后瘀血刺痛等。

2. 松香外敷方

原料：松香 500 克，樟脑 350 克，黄蜡 120 克，朱砂 30 克。

制法：先将松香、樟脑、黄蜡在锅内炸化，然后加入朱砂搅拌均匀，将拌好的药放在布上，将此贴在患处。

功效：松香具有祛风燥湿、排脓拔毒、生肌止痛的功效，樟脑具有通关窍、利滞气、辟秽浊、杀虫止痒、消肿止痛的功效，因此此方对落枕有很好的治疗作用。

按摩疗法

取穴：风池穴

患者取坐位，将拇指和中指放在两侧风池穴处，先由轻渐重点压，再顺时针方向按揉，每次按揉2分钟左右，以局部感觉酸胀为宜。

针刺疗法

取穴：后溪穴

对皮肤进行常规消毒后，直刺0.8寸左右，得气后用泻法捻转2分钟左右。患者可以在针刺时做左右摇头动作。待患者感觉疼痛减弱时，徐徐退针，不按针孔。

拔罐疗法

1. **取穴：阿是、风池、悬钟、曲池、肩井穴**

患者取坐位，采用留罐法，用闪火法将火罐吸拔在穴位上后留罐15分钟，每日1次。

此法主要治疗风寒型落枕。

2. **取穴：肩井、后溪、阿是穴**

患者取坐位，采用留罐法，用闪火法将火罐吸拔在穴位上后留罐15分钟，每日1次。

此法主要治疗血瘀型落枕。

疝气

疝气俗称小肠串气，指人体组织或器官一部分离开了原来的部位，通过人体间隙、缺损或薄弱部位进入另一部位。临床上较常见的是腹股沟疝，在腹股沟区可以看到或摸到肿块。中医认为该病与先天气虚、后天失养、外邪侵袭有很大的关系，应该内外合治。

症状： 看到或摸到肿块、便秘、食欲不振、易哭、不安、吐奶等。

小偏方

1. 红皮蒜汁消肿止痛

原料：红皮蒜 2 个，金橘 2 个，柑核 50 克，白糖适量。

制法：将蒜皮去掉，然后将所有原料放入锅中加水共煮，待水煮至一半时服用。

功效：蒜，性温、味辛，可健胃、杀菌、散寒。由于具有显著的抗菌作用，所以对春季的呼吸道传染病有预防作用。

2. 山楂红糖汤活血化瘀

原料：山楂、红糖适量。

制法：先将山楂洗干净，放入锅中加水煮烂，再放入红糖，待其溶化即可食用。每日 1 剂，每日服用 2 次。

功效：山楂酸甘，微温。有消食积、散瘀血、驱绦虫、消食健胃、行气散瘀的功效。主治疝气、痰饮、痞满、泻痢、恶露不尽，小儿乳食停滞等病症。山楂含有维生素 C、胡萝卜素等物质能阻断并减少自由基的生成，能增强机体的免疫力，有防衰老、抗癌的作用。山楂还具有降压、降脂、抗氧化、增强免疫力，清除胃肠道有害细菌等作用。

3. 醋腌鸡蛋治疗小肠疝气

原料：鸡蛋 2 个，米醋 500 克。

制法：将鸡蛋洗干净，放入醋中浸泡1日，第二日将醋与鸡蛋倒入锅中共煮，待醋煮至一半时吃蛋饮汤。

功效：醋泡鸡蛋可以改善人体营养状况，提高人体新陈代谢水平，增强体质，提高抗病、免疫等防治疾病的功能。

4. 食盐醋方散寒止痛

原料：食盐、醋适量。

制法：将食盐炒热，加醋调成糊状，敷在肚脐周围。

功效：此方主要治疗小儿疝气。

足浴疗法

1. 马鞭草足浴方

原料：新鲜马鞭草80克。

制法：将马鞭草放入锅中，加入适量水煮沸后，去渣取汁，将汁液倒入浴盆中，先用毛巾蘸取汁液擦洗患处，然后再浸泡双脚。每日1次，每次30分钟。

功效：此方对治疗血疝疗效显著。

2. 花椒醋足浴方

原料：花椒30克，全瓜蒌20克，胡葱7个，陈醋适量。

制法：将花椒、全瓜蒌、胡葱放入锅中，加水适量，煎熬取汁，将汁液倒入浴盆中，加入适量陈醋搅拌均匀，待水温适宜时浸泡双脚，每日2次，每次30分钟。

3. 紫苏艾叶足浴方

原料：紫苏30克，防风25克，艾叶20克。

制法：将上述药材放入锅中，加水适量煎至数沸，然后将药液倒入浴盆中，先熏蒸后足浴，每日3次，每次30分钟。

骨质疏松症

骨质疏松症是老年人常见的一种代谢性骨病。骨质疏松是多种原因引起的一组骨病，在多数骨质疏松中，骨组织的减少主要由于骨质吸收增多所致。发病多缓慢，个别较快，以骨骼疼痛、易于骨折为特征，生化检查基本正常。病理解剖可见骨皮质菲薄，骨小梁稀疏萎缩类骨质层不厚。本病是女性腰背疼痛的主要原因，对老年人的健康长寿威胁很大。

症状：疼痛、骨折、呼吸功能下降、身长缩短、驼背等。

小偏方

1. 牛奶大米粥健脾胃、补虚损

原料：鲜牛奶250毫升，大米60克。

制法：将大米煮成半熟状时，将米汤去掉，加入牛奶，煮成粥，加入白砂糖调味。1日1剂，分2次服用。

功效：牛奶中的钙最容易被人体吸收，常喝牛奶可减少骨质流失，可以有效预防骨质疏松。

2. 芝麻核桃粉通血活络、滋补肾阴

原料：黑芝麻、核桃仁各250克，白砂糖50克。

将干净的黑芝麻晒干炒熟，与核桃仁一起研成细末，加入白砂糖装瓶备用。用温开水调服，每日2次，1次25克。

黑芝麻药食两用，具有“补肝肾，滋五脏，益精血，润肠燥”等功效，被视为滋补圣品。

3. 猪骨糯米粥强筋壮骨

原料：猪胫骨适量，红枣、糯米适量。

制法：将猪胫骨洗干净，加水放锅中煮1小时，去除骨头后加入红枣和糯米，煮成粥食用。

此方最适宜老人食用，可有有效治疗和预防老年骨质疏松症。

4. 桑葚牛骨汤滋阴补肾

原料：桑葚25克，牛骨500克，酒、糖、姜、葱各适量。

制法：将牛骨放入锅中，加入适量水煎煮，水开后将上面浮沫捞去，然后加入姜和葱再煮一会儿；将桑葚洗干净，加入酒和糖放入锅中蒸制。待牛骨汤中牛骨发白时加入蒸好的桑葚，开锅后捞去白沫即可食用。每日1次。

功效：桑葚补肝益肾，牛骨含有丰富钙质和胶原蛋白，能促进骨骼生长。此方能滋阴补血、益肾强筋，尤甚适用于骨质疏松症、更年期综合征等。

5. 黑豆猪骨汤强筋健骨

原料：猪骨300克，黑豆30克，黄酒100毫升，盐、醋、姜各适量。

制法：将黑豆洗干净，加水浸泡一会儿；将猪骨洗干净，然后将其弄裂，与黑豆、姜、黄酒一起放入锅内，加入适量清水，文火煲3小时，加入盐醋调味，每日1剂。

功效：鲜猪骨含天然钙质、骨胶原等，对骨骼生长有补充作用；黑豆有促进骨骼生长和补充骨中所需的营养。

跌打损伤

跌打损伤也叫外伤，是骨伤科常见多发病，多因暴力作用导致骨、肌肉、肌腱受损，脉络不利、气滞血瘀而成。

症状：局部疼痛、肿胀青紫、关节肌肉障碍、行动不利等。

小偏方

1. 丝瓜子方主治腰部受伤者

原料：丝瓜子、黄酒适量。

制法：将丝瓜子炒焦研成细末，用热黄酒送服。

功效：丝瓜子有利水、除热、通便、驱虫的功效。主治肢面浮肿、石淋、肠风、痔瘘等疾病。

2. **芥末方治疗淤血肿痛者**

原料：芥末 50 克，醋适量。

制法：先将芥末加水弄湿，再加醋调成糊状，将其敷在患处，上面加盖塑料薄膜，3 小时后将其取下，2 日 1 次。

功效：芥末有很高的解毒功能，能解鱼蟹之毒，所以鲜食品会经常配上芥末；芥末中的硫氰酸盐成分可预防蛀牙，对预防癌症、防止血管凝块、治疗气喘等也有一定的效果；芥末还有预防高脂血、高血压、心脏病、降低血液黏稠度等功效。

3. **荷花方治疗创伤出血者**

原料：荷花 10 克。

制法：将荷花研成细末敷在患处。

功效：荷花性温味苦，有去湿消暑、活血止血的功效。

4. **五灵脂方治疗各种外伤出血**

原料：五灵脂适量。

制法：将五灵脂研成细末撒在伤口处。

五灵脂性味甘温，无毒，入肝经，具有活血散瘀、疏通血脉，散瘀止痛的功效。外用可以治疗跌打损伤，蛇、虫咬伤等。

5. **红花桂枝熏洗方治疗足部软组织损伤**

原料：红花、桂枝、艾叶、秦艽、赤芍、防风、桑枝、杜仲、山栀、枳壳、透骨草各 10 克。

制法：将上述药材加水煮沸后，再文火煮 30 分钟，将药液倒入盆中，先熏蒸，后浴足。1 日 2 次，7 天为一个疗程。

脱肛

脱肛又叫直肠脱垂，指肛管、直肠、乙状结肠的下端脱垂于肛门之外的一种疾病，在老人、儿童及产妇中较为常见。此病进程缓慢，长达数年，如果直肠黏膜脱垂得不到有效的治疗，就可能发展为完全性直肠全层脱垂。

症状：直肠脱出肛门、肛门下垂、大便排不尽、便秘等。

小偏方

1. 陈醋煮红枣治疗久治不愈的脱肛

原料：陈醋250克，红枣120克。

制法：现将红枣洗干净，放入锅中加入醋煮至醋干即可食用。

功效：陈醋有散瘀、止痛、解毒、杀虫的功效。

2. 黄花菜木耳汤除湿消肿

原料：黄花菜100克，木耳25克，白糖5克。

制法：先将黄花菜和木耳清理干净，放入锅中加水煮1小时，快熟时加入白糖，待其溶化食用。

功效：黄花菜味鲜质嫩，营养丰富，含有丰富的花粉、糖、蛋白质、维生素C、钙、脂肪、胡萝卜素、氨基酸等人体所必须的养分，其所含的胡萝卜素甚至超过西红柿的几倍。黄花菜性味甘凉，有止血、消炎、清热、利湿、消食、明目、安神等功效，对吐血、大便带血、小便不通、失眠、乳汁不下等有疗效，可作为病后或产后的调补品。

3. 乌梅汁解毒散瘀

原料：乌梅30克，米醋20毫升。

制法：现将乌梅放入锅中，加入适量水煎煮，去渣取汁，将汁液与米醋放入盆中，熏洗患处。

功效：乌梅味酸、涩，性平，归肝、脾、肺、大肠经，具有敛肺、涩肠、生津、安蛔的功效，常用于治疗虚热烦渴、久疟、久泻、痢疾、便血、尿血、血崩等病症。

4. 蓖麻糊敷足心温肾益气

原料：蓖麻子 15 克。

制法：将蓖麻子去掉外壳，将里面的仁捣烂成稀糊状，用此外敷双足心涌泉穴，1 日 1 次，每天 1 剂。

拔罐疗法

1. 取穴：中脘、神阙穴

患者取仰卧位，对局部皮肤进行常规消毒后，用闪火法将火罐吸拔在穴位上，留罐 10 分钟，起罐后在穴位温灸 5 次，每日 1 次，5 次为 1 个疗程。

2. 取穴：长强穴

患者取侧卧位，对局部皮肤进行常规消毒后，用面饼敷在穴位，再用投火法吸拔，留罐 15 分钟。3 日 1 次。

足跟痛

足跟痛是中老年人常见的一种疾病，又叫“跟痛症”，该病起病缓慢，常为一侧发病，活动片刻疼痛减轻，但是行走过久疼痛又会加剧，常由外伤和肾虚原因引起。

症状：单侧或双侧足跟或脚底部酸胀或针刺样痛，步履困难。

小偏方

1. 乌梅泥敷治足跟痛

原料：乌梅、醋、盐适量。

制法：取乌梅去核加少许醋捣烂，再加入少许盐，搅匀，涂敷在患足处，用纱布盖好胶布固定。每天敷 1 次。

功效：乌梅具有很好的止痛效果。

2. 土豆泥外敷治疗足跟痛

原料：土豆泥、米醋适量。

制法：土豆去皮捣泥，加入米醋调为糊状，用此贴敷患处，上面覆盖纱布，再用胶布固定，每12小时更换1次，连用6次为1疗程。

3. 夏枯草熏洗方治疗足跟痛

原料：夏枯草50克，食醋1000克。

制法：将夏枯草浸入食醋内，浸泡3小时坐浴，再煮沸15分钟，然后以热气熏蒸患处，待醋温适宜时浸泡患处20分钟。每日3次，1剂药可用2日。

按摩疗法

原料：木瓜、红花、制草乌、制川乌各30克。

制法：将上述药材加水煎熬，去渣取汁，先用汁液清洗患处，洗完后拇指或掌根沿着跟骨内和外后侧进行按摩，然后按摩脚跟底部。手法由轻到重，每次按摩30分钟，2日1次。

拔罐疗法

取穴：疼痛部位

患者取仰卧位，采用闪罐法，在疼痛部位闪罐，待罐热后，将罐旋转，用罐底按压疼痛部位，反复5次。

足浴疗法

1. 川乌草乌足浴方

原料：制川乌、制草乌各30克，红花、木瓜、五灵脂各25克，艾叶15克。

制法：将上述药材放入锅中，加水适量煮沸，去渣取汁，将汁液倒入浴盆中，待水温适宜时浸泡双脚。每日 2 次，每次 30 分钟。

功效：此方具有温经散寒、化瘀止痛的功效。

2. 鸡血藤足浴方

原料：鸡血藤 30 克，麻黄、制川乌、制草乌、制没药、制乳香各 25 克，紫丹参、桂枝各 20 克，白芍、赤芍、地龙、延胡索各 15 克。

制法：将上述药材放入锅中，加入适量水煎煮，将药液倒入浴盆中，待药液温度适宜时浴足。每日 2 次，每次 30 分钟。

功效：此方具有温经通络、活血行气的功效。

3. 透骨草足浴方

原料：透骨草 30 克，赤芍、川芎、鸡血藤、五加皮、海桐皮各 25 克，白芷、红花、伸筋草各 15 克。

制法：将上述药材放入锅中，加入适量水煎煮，待药液温度适宜时浴足，每日 2 次，每次 20 分钟。

功效：此方具有舒筋活络、祛风祛湿的功效。

4. 威灵仙足浴方

原料：威灵仙、当归 25 克，陈皮、栀子、乳香、没药各 20 克。

制法：将上述食材加入适量清水煎熬，将汁液倒入浴盆中，待温度适宜时浸泡双脚。每日 2 次，每次 30 分钟。

功效：此方具有活血止痛的功效。

腰椎间盘突出症

腰椎间盘突出症又叫骨质增生或骨刺，是因椎间盘退变、破裂后压迫神经而出现的综合症。劳累或长时间处于一种姿势、活动量少、缺乏锻炼都会引起此病的发生，发病时腰间疼痛并连带下肢，严重者坐起困难，甚至到半瘫痪状态。本病在 20～40 岁的青壮年中较为常见，多数病人有外伤史或受凉史。

症状：下肢放射痛、腰部活动受阻、小腿和足部麻木、下肢肌力下降、患肢温度下降等。

小偏方

1. 过山龙鸡汤主治寒湿型腰椎间盘突出症

原料：小公鸡 1 只，过山龙 75 克，威灵仙 15 克，当归酒适量。

制法：先将小公鸡去除毛和内脏备用，将剩余食材放入锅中，加入适量水煎煮，去渣取汁，将小鸡放在汁液中煮熟，食用前加入适量当归酒，分 2 次服完。

功效：过山龙具有祛风除湿、活血散瘀的功效，威灵仙具有舒筋活络的作用，二者对治疗腰椎间盘突出症都有很好的疗效。

2. 艾叶外敷方治疗风寒型腰椎间盘突出症

原料：艾叶 1000 克，醋适量。

制法：先将艾叶炒至焦黄色，加入醋搅拌，将此敷在患处，外用纱布包裹，每日 1 次，

功效：艾草又名香艾、艾蒿，味苦、辛，性温，入脾、肝、肾经，能散寒除湿、温经止血，对治疗虚寒性出血及腹痛有明显疗效。

3. 猪腰茴香方温肾散寒

原料：猪腰 1 个，茴香 15 克。

制法：先将猪腰对边切开，将筋膜除去，然后将其与茴香一起放入锅中煨熟，趁热吃猪腰。

功效：猪腰含有蛋白质、脂肪、碳水化合物、钙、磷、铁和维生素等，有健肾补腰、和肾理气之功效，主治肾虚所致的腰酸痛。

针灸疗法

取穴：委中、人中、然谷、殷门、承山穴

先强刺激人中穴，再点刺委中、然谷两穴，使之出血，不留针，每日1次；强刺激殷门穴和承山穴，留针2分钟左右，也可以用提插手法直刺压痛点，刺入2厘米左右，以产生触电感为宜。

拔罐疗法

1. 取穴：腰阳关、肾俞、命门、大肠俞、环跳、秩边、委中穴

采用刺络拔罐法，对局部皮肤进行常规消毒后，用梅花针叩刺，渗出小血滴后，加拔火罐，留罐8分钟，以吸拔出4毫升血液为宜。每周2次，10次为一个疗程。

2. 取穴：昆仑、委中、肾俞、大肠俞、阳陵泉穴

采用留罐法，用闪火法将中等大小火罐吸拔在穴位上后，留罐10分钟，每日1次。

按摩疗法

（1）按摩肾俞穴30次左右，以有酸痛感为宜。

（2）点按双侧腰肌，可以有效改善腰肌紧张状态。

（3）依次点按肾俞、环跳、承扶、风市、委中、昆仑、涌泉等穴，可以起到通经活络的作用。

烧烫伤

烧烫伤也叫灼伤，是指热力或化学物质作用于皮肤，引起局部组织损伤，并通过受损的皮肤、黏膜组织导致全身病理生理改变的一种病症。根据身体损伤程度可以分为Ⅰ度、Ⅱ度、Ⅲ度和Ⅳ度。

症状：Ⅰ度最轻，皮肤发红、明显触痛、有渗出或水肿；

Ⅱ度较重，皮肤水疱，水疱底部呈红色或白色，触痛敏感，压迫时变白；

Ⅲ度皮肤全层灼伤，灼伤表面可以发白、变软或者呈黑色、炭化皮革状，因为皮肤的神经末梢被破坏，灼伤区域一般没有痛觉；

Ⅳ度除皮肤全层灼伤外，还伤及皮下组织如肌肉、骨骼，多发生于四肢末端，耳、鼻等部位，发生原因主要是火焰灼伤、电击伤、热压伤和强酸、强碱灼伤等，修复难度大，恢复时间长。

小偏方

1. 黄瓜汁治疗烧伤复原快

原料：黄瓜适量。

制法：先将黄瓜洗干净，将其捣烂留取汁液，将汁液涂在创面，每日涂3次，伤重者可适当增加次数。

功效：黄瓜味甘、甜，性凉、苦，无毒，入脾、胃、大肠经，具有除热、利水利尿、清热解毒的功效，主治烦渴、咽喉肿痛、火眼、火烫伤等病症。

2. 南瓜露清湿热、解火毒

原料：老南瓜1个。

制法：将南瓜洗干净，放入干净的罐中密封，将其埋入地下，让其自然腐烂化水，再将水过滤，即为南瓜露。用此涂在创面，每日3次。

功效：南瓜含有丰富的胡萝卜素和维生素 C，可以健脾、护肝，使皮肤变得细嫩，并有中和致癌物质的作用；南瓜分泌的胆汁可以促进肠胃蠕动，帮助食物消化，其中的果胶可以让人免受粗糙食品的刺激，保护我们的胃肠道黏膜；南瓜中还有一种“钴”的成分，食用后有补血作用；南瓜中含有丰富的锌，为人体生长发育的重要物质。因为南瓜有很多营养元素，所以常吃南瓜可以起到补中益气、降血脂、降血糖、清热解毒的作用。

3. 蜂蜜方治疗烧烫伤

原料：蜂蜜、生葱白适量。

制法：将生葱白捣烂加入蜂蜜中搅匀，外敷患处。

功效：生葱白味辛，性温，归肺、胃经，具有发汗、解表、通阳、利尿的功效。

4. 生绿豆外敷方治疗烧伤

原料：生绿豆 100 克，冰片 15 克，白酒适量。

制法：先将生绿豆研成细末，加入白酒调成糊状，半小时后加入冰片调匀，将此外敷在患处。

功效：冰片通诸窍、散郁火，有消肿止痛的功效。

5. 寒水石方治疗热油烫伤

原料：寒水石适量。

制法：将寒水石研成细末，加入香油调匀，涂在患处。

功效：寒水石具有清热降火、利窍、消肿的功效，主治积热烦渴、水肿、尿闭、丹毒、烫伤等病症。

6. 鲜牛奶外敷方生津润燥

原料：鲜牛奶适量。

制法：将牛奶倒入杯中，把纱布浸泡在其中，用纱布敷患处。

功效：此方主治火灼烫伤。

阑尾炎

阑尾炎是一种常见的腹部疾病，指的是阑尾的化脓性病变。阑尾炎一般可以分为急性和慢性两种。梗阻为急性阑尾炎发病常见的基本因素，此外急性阑尾炎发病还与饮食习惯、便秘和遗传等因素有关；慢性阑尾炎患者腹部会经常发生疼痛，用手压按疼痛感会加剧，一般慢性阑尾炎多由急性阑尾炎史。

症状：腹痛、发热、便秘、腹泻、食欲不振、恶心呕吐等。

小偏方

1. 红花桃仁方治疗慢性阑尾炎

原料：红花、桃仁、当归、乳香、没药、白芷、赤芍、石菖蒲、紫荆皮各 10 克。

制法：将上述药材研成细末，加醋调成糊状敷在患处。

功效：此方对治疗高热不退、腹部胀痛乃至全身疼痛的患者有很好的疗效。

2. 芋头泥治疗急性阑尾炎

原料：鲜芋头、鲜姜、面粉各适量。

制法：将姜和芋头去外皮，洗干净捣烂为泥状，加入面粉调匀，将其涂在患处，每次敷 3 小时，每日 1 次。

功效：芋头味甘、辛，性平，有小毒，归肠、胃经，具有益胃、宽肠、通便、解毒、补中、益肝肾、消肿止痛、益胃健脾、散结、调节中气、化痰、添精益髓等功效。

3. 薏仁粥治疗阑尾炎有奇效

原料：薏仁适量。

制法：将薏仁放入锅中，加入适量水，待其煮烂食用。每日 1 剂。

功效：薏仁主要成分为蛋白质、维生素 B_1、维生素 B_2，有使皮肤光滑、减少皱纹、消除色素斑点的功效，它还能促进体内血液和水分的新陈代谢，有利尿、消水肿的作用。

4. 野菊花方治疗阑尾炎见效快

原料：野菊花、黄酒适量。

制法：将新鲜的野菊花打成汁液，用黄酒送服。

功效：野菊甘苦微寒，有祛毒散火、清热解毒的功效。

5. 鬼见草汤治疗阑尾炎效果显著

原料：鬼见草、败酱草各30克。

制法：将上述药材放入锅中，加入3碗水，煮至1碗时服用。每日1剂。

功效：败酱草又称山苦荬、苦菜，微寒，味辛、苦，具有清热解毒、散结排脓、祛瘀止痛的功效，多用于肠痈证的治疗。

按摩疗法

取穴：百会穴

用食指以顺时针方向按摩百会穴，以有酸、麻、胀感为宜，每日按摩3次，每次按摩10分钟。

脑震荡后遗症

脑震荡后遗症的出现多是因为头颅受到撞击而产生，表现为头部遭受外力打击后，即刻发生短暂的脑功能障碍，受伤3个月后，出现头痛、头晕等一系列综合症，并且脑颅物器质性损伤。

症状：头痛、头晕、短暂性昏迷、恶心、呕吐、失眠、健忘、耳鸣等。

小偏方

1. 乌龟头方安神定志

原料：乌龟头1个，黄瓜子9克，黄酒适量。

制法：将乌龟头和黄瓜子晒干，一起研成细末，用黄酒送服，每日3次。

功效：乌龟味甘、咸，性温，具有滋阴补血、益肾健骨、强肾补心、壮阳之功效。

2. 花生叶汤镇静安神

原料：鲜花生叶50克。

制法：将鲜花生叶加水煎成汤服用。

功效：由于花生叶“昼开夜合”的生物特性与人类“日出而作，日落而寝”的昼夜作息规律同步，含有某种近似人体内“睡眠肽”之类的促睡眠药物成分，所以花生叶是一种安全有效的天然助眠药，主治失眠，用于神经衰弱、失眠多梦、头胀痛、心悸健忘、食少等症。

3. 天麻猪脑方养血安神

原料：天麻15克，猪脑1具，枸杞25克。

制法：将天麻切成片，猪脑去筋膜洗干净，将其余天麻、枸杞放入碗中，加少许水蒸熟，吃脑饮汤。

功效：枸杞味甘，性平，有养肝明目、强壮筋骨、滋肾益精、延年益寿的功效，常用于咳嗽、头昏目眩、视力减退、腰膝酸软等病症的治疗。

4. 丹参红花方可治脑震荡

原料：丹参40克，红花6克，钩藤18克，白菊花、续断、骨碎补、茯神各12克，三七、甘草各3克。

制法：将上述药材放入锅中，加入适量水煎熬，每日1剂，早晚各1次。

功效：菊花味辛、甘、苦，性微寒，具有疏风清热、清肝泻火的功效，常用于风热感冒、头痛眩晕、目赤肿痛、眼目昏花等病症的治疗。

5. 牡蛎黄芪方补气安神

原料：牡蛎18克，黄芪、枣仁、党参各15克，菟丝子、女贞子、枸杞、桑葚各12克，当归、蒺藜各10克，川芎、远志各6克，甘草3克。

制法：将上述药材放入锅中，加水适量煎熬服用。每日1剂，分3次服用。

功效：此方具有养肝益髓、补气活血、营脑安神的功效。

丹毒

丹毒是指溶血性链球菌侵入真皮浅层淋巴管引起急性感染，因为其发病时皮肤突然发红，因此称之为丹毒。轻度擦伤或搔抓、头部以外损伤、不清洁的脐带结扎、预防接种和慢性小腿溃疡均可能导致此病。

症状：发热、寒颤、恶心，皮肤出现红斑并不断扩大，患处皮温高、紧张，并出现硬结和非凹陷性水肿，近卫淋巴结肿大，出现脓疱、水疱或小面积的出血性坏死。

小偏方

1. 迎春花方主治无名肿毒

原料：迎春花适量。

制法：将迎春花研成细末，每次用白酒送服，每次服用 4 克左右。

功效：迎春花味甘、涩，性平，有清热利尿、解毒的功效，主治发热头痛、小便热痛、下肢溃疡等症。

2. 苦瓜茎叶汁解毒明目

原料：苦瓜茎叶适量。

制法：将苦瓜茎叶洗干净捣烂，取其汁液，将汁液涂在患处，每日 2 次。

功效：苦瓜味苦，无毒，性寒，入心、肝、脾、肺经，具有清热祛暑、明目解毒、利尿凉血、解劳清心、益气壮阳之功效，主治中暑、暑热烦渴、暑疖、痱子过多、目赤肿痛、痈肿丹毒、烧烫伤、少尿等病症。

3. 油菜叶泥散血消肿

原料：油菜叶适量。

制法：先将油菜叶洗干净，再将其捣烂成泥，将泥敷在患处，每日 2 次。

功效：油菜味辛，性温，无毒，入肝、肺、脾经，茎、叶可以消肿解毒。油菜为低脂肪蔬菜，且含有膳食纤维，有降低血脂的功效；油菜中所含的植物激素，能够增加酶的形成，对进入人体内的致癌物质有吸附排斥作用，故有防癌功能；油菜中含有大量的植物纤维素，能促进肠道蠕动，增加粪便的体积，缩短粪便在肠腔停留的时间，从而治疗多种便秘，预防肠道肿瘤；油菜含有大量胡萝卜素和维生素 C，有助于增强机体免疫能力；油菜所含钙量在绿叶蔬菜中为最高。

4. 山药蓖麻糊清热解毒

原料：鲜山药适量，蓖麻子仁 5 粒。

制法：将山药洗干净后，和蓖麻子仁一起捣成泥敷在患处，药糊干后再更换，每天数次。

功效：山药味甘，性平，有补中益气、助五脏、强筋骨的作用。但是山药中的淀粉含量较高，大便干燥、便秘者最好少食。

5. 薏仁汤治疗丹毒（下肢肿胀者）

原料：薏仁、赤小豆各 100 克。

制法：先将赤小豆、薏仁洗干净，浸泡半天，再放入锅中，加水用小火煮烂。每日 1 剂，分 3 次使用。

功效：薏仁偏寒凉，有利水渗湿的功效，可以去湿除风、清热排脓、除痹止痛，对小便不利、水肿、脚气和风湿疼痛等效果显著。薏仁主要成分为蛋白质、维生素 B_1、维生素 B_2，有使皮肤光滑、减少皱纹、消除色素斑点的功效，长期饮用，能治疗褐斑、雀斑、面疱，使斑点消失并滋润肌肤。而且它能促进体内血液和水分的新陈代谢，有利尿、消水肿的作用，也被当作节食用品。

关节炎

关节炎泛指发生在人体关节及其周围组织的炎性疾病，临床常见的关节炎主要包括类风湿性关节炎、骨质增生性关节炎、痛风性关节炎、创伤性关节炎等。

类风湿性关节炎是一种全身性炎症性疾病，多发生于青壮年，且多见于中年女性。该病多呈对称分布，多发于手、腕、足等小关节，反复发作，早期表现为关节红肿胀痛和功能障碍，晚期会出现不同程度的关节僵硬畸形，极易致残。

骨质增生性关节炎是关节软骨退行性病变及继发性骨质增生。临床以反复出现关节疼痛、关节僵硬、关节肿胀、关节活动受限及畸形为主要症状，可分为原发性和继发性两种，前者多见于老年人，后者多见于青壮年。

症状：临床表现为关节的红、肿、热、痛、功能障碍及关节畸形，严重者导致关节残疾。

小偏方

松节酒治疗类风湿关节炎

原料：松节50克，白酒500毫升。

制法：将松节捣碎，入布袋，置容器中，加入白酒。密封浸泡6～7天后，过滤去渣，即成。每次空腹服10毫升，日服3次。

功效：此方有止痛的效果，可以治疗类风湿性关节炎关节怕冷疼痛者。

按摩疗法

取穴：太溪、照海、阳陵泉、足三里、涌泉穴

先捏揉太溪、照海穴各40次左右；再点按阳陵泉、足三里穴各80次左右，以产生酸痛感为宜；最后推擦涌泉穴80次左右，力度稍重。

足浴疗法

1. 鸡血藤干姜足浴方主治类风湿关节炎，特别是偏风寒湿瘀者

原料：鸡血藤、络石藤各50克，干姜20克，丹参、川芎、桂枝、伸筋草各15克，制草乌5克。

制法：将上述药材放入锅中，加适量清水，浸泡10分钟，煎煮30分钟，去渣取汁，将汁液倒入浴盆中，待水温适宜时浸泡双手、双足。每次20分钟左右，每日2次，每日1剂，10天为1个疗程。

功效：此方有温经散寒、活血化瘀的功效。

2. 桂枝木瓜足浴方主治骨质增生性关节炎

原料：桂枝、艾叶各60克，木瓜45克，独活、防风、当归、白术、威灵仙、附片各30克，生姜50克。

制法：将上述药物放入锅中，加适量水浸泡30分钟，再煎煮20分钟，去渣取汁，将汁液与2000毫升的开水一起倒入浴盆中，待水温适宜时浸泡双脚。每次30分钟左右，每日1次，15天为1个疗程。

功效：此方有祛湿通络、消肿止痛的功效。

3. 桑枝桑葚足浴方主治风湿性关节炎

原料：桑枝、桑葚、桑寄生、忍冬藤各12克，桑叶、桑白皮、鸡血藤、钩藤各9克，天仙藤、防己各6克。

制法：将上述药物加适量清水浸泡20分钟，煎沸数次，将药液与1500毫升的开水一起放入浴盆中，先熏蒸，后泡脚。每次40分钟，每日2次，15天为1个疗程。

功效：此方有祛风散湿、调气补血的功效。

足部穴位按摩

取穴：太溪、照海穴

捏揉太溪、照海40次左右。

太溪穴位于足内侧，内踝后方与脚跟骨筋腱之间的凹陷处。照海穴位于足内侧内踝正下凹陷处。按摩太溪穴、照海穴可以起到通筋活络、祛风散湿的作用。

足部反射区疗法

按摩髋关节、上身淋巴腺、膝关节、肘关节、肩关节、肩胛骨反射区可以有效治疗关节炎。

1. 膝关节反射区按摩法

定位：膝关节反射区位于双足外侧第五跖骨与跟骨之间凹陷处，为足后跟骨之三角凹陷区域。

按法：食指扣拳法顶压膝关节10次左右，以局部胀痛为宜。

功效：活血通络、祛风除湿、止痛。

主治：膝关节受伤、膝关节炎、膝关节痛、肘关节病变等。

2. 髋关节反射区按摩法

定位：髋关节反射区位于双足踝下之弧形区域。外踝下为髋关节，内踝下为股关节。

按法：食指扣拳法顶压膝关节10次左右，以局部胀痛为宜。

功效：活血、通络、止痛。

主治：髋关节疼痛、股关节疼痛、坐骨神经痛、肩关节疼痛、腰背痛等。

3. 肘关节反射区按摩法

定位：肘关节反射区位于双足的外侧弓上，第5跖骨粗隆前后的凹陷处形成的区域。

按法：单食指扣拳法，由中心线的前后两侧向中线部按压3~5次。

功效：舒筋通络、祛风除湿。

主治：肘关节受伤、酸痛、肘关节炎等症。

4. 上身淋巴反射区按摩法

定位：上身淋巴反射区位于双足背外踝的前下方与腓骨第3肌肌腱形成的凹陷区域。

按法：双手食指关节揉推3~5下后旋转加力按压。

功效：扶正祛邪，增强机体免疫力。

主治：各种炎症、免疫力低下等。

5. 肩胛骨反射区按摩法

定位：肩胛骨反射区位于背部，界于第二至第七肋骨之间，是三角形的扁骨。

按法：用双手拇指指腹沿脚趾向脚背方向推按至骰骨处向左右分开。

功效：保护胸廓后壁，协助肩关节活动。

主治：肩背酸痛、肩关节活动障碍、肩周炎等。

6. 肩关节反射区按摩法

定位：肩关节反射区位于双足足底外侧，小趾骨与跖骨关节处，及足背的小趾骨外缘与凸起趾骨与跖骨关节处。左肩反射区在右足，右肩反射区在左足。

按法：由上向足跟用指关节直接压刮或平刮。

功效：通经活络，祛风除湿，止痛利节。

主治：肩周炎、肩颈综合征、手臂麻木、习惯肩关节脱臼、髋关节疾患等。

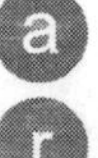
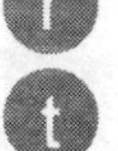

part Ⅲ 妇科小偏方：解除女性身心烦忧

月经不调

月经不调是指月经的周期或经量出现异常者，是妇女的常见病，月经不调有月经先期、月经后期、月经先后无定期、经期延长和月经过多、月经过少之分。其中，月经周期提前，少于21天，称为月经先期；月经周期超过35天，连续2个月经周期以上，称为月经后期；经提前或者延后均超过7天，连续2个月经周期，为月经先后无定期；经期超过半月者称为月经延期。

症状：月经先期、月经后期、月经先后无定期、经期延长、月经过多、月经过少、经色和经质变异等。

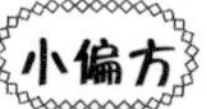

1. 红糖西瓜秧汁治疗月经不调

原料：红糖30克，西瓜秧30克。

制法：将红糖与西瓜秧放入锅中，加水煎煮，每日2次。

功效：此方对月经不调者有较好的疗效。

2. 牡丹糕调经活血止痛

原料：牡丹花2朵，牛奶250克，白面200克，白糖150克，鸡蛋5个，小苏打适量。

制法：将牡丹花洗干净切成丝，将牛奶、鸡蛋、白面、白糖、小苏打混拌搅匀。将其平摊在开了锅的蒸布上，将牡丹丝均匀撒在上面，再将余下的混合料平摊在牡丹丝上面，盖好锅蒸20分钟。蒸好后将其取出，再撒一些牡丹丝即可食用。

功效：牡丹花瓣内含有的黄芪甙性平味微苦，有调经活血之功。

3. 黑豆汤行血祛瘀

原料：黑豆50克，苏木20克，红糖适量。

制法：将黑豆炒熟研成细末，然后与苏木一起加水煎熬，再加入红糖调味。

功效：苏木具有活血祛瘀、消肿止痛的功效，主治血滞经闭、痛经、产后瘀阻腹痛、血晕昏闷等症。

4. 玫瑰花红糖汁利气行血

原料：玫瑰花、红糖各适量。

制法：将玫瑰花去除心蒂，然后放入锅中加水煎熬成浓汁，去渣取汁，将红糖加入汁液中再熬成膏状服用。

功效：玫瑰花具有缓和情绪、补气养血、美颜护肤、顺行血气、调理肝胃、安神通便的作用，有改善内分泌失调、促进血液循环之功能。

5. 月季汤活血调经

原料：月季花、冰糖各适量。

制法：将月季花洗干净，放在锅中，加入适量水，小火煎熬，最后加入冰糖调味即可。

功效：月季味甘、性温，入肝经，有活血调经、消肿解毒之功效，主治月经不调、痛经等病症。

拔罐疗法

1. 取穴气海、气穴、三阴交穴

采用留罐法，患者取坐位，用投火法将中号火罐吸拔在穴位上，留罐 15 分钟左右，每日 1 次。

此法对治疗寒伤冲任型月经不调有很好的疗效。

2. 拔罐合谷、三阴交、血海穴

采用留罐法，患者取坐位或仰卧位，用闪火法将中号火罐吸拔在穴位上，留罐 15 分钟左右，每日一次。

此法对治疗血瘀型月经过少有很好的疗效。

3. 取穴关元、气海、足三里、脾俞穴

采用留罐法，患者取坐位，用闪火法将中号火罐吸拔在穴位上，留罐 15 分钟左右，每日 1 次。双侧穴位交替使用。

此法对治疗气虚型月经不调有很好的疗效。

痛经

作为女人，月经如期而至会让我们感到非常踏实，但是对于部分女人，痛经让她们痛苦不堪，严重者还会出现呕吐、面色苍白、冷汗淋漓等，影响生活和工作。痛经一般出现在行经前后和行经期间，表现为腹痛、腰酸、下腹坠胀等。疼痛的部位一般位于下腹部，有时也会延伸至背部和大腿上部。痛经有原发性痛经和继发性痛经之分。原发性痛经是指在月经初潮和初潮后不久出现，且无生殖器病变，多见于未婚或未产妇女；继发性痛经是指因生殖器病变引起的痛经，如子宫内膜异位和急慢性盆腔炎都可以引起痛经。

症状：小腹坠胀、痉挛性疼痛、恶心、呕吐、眩晕等。

小偏方

1. 南瓜红花汤

原料：南瓜蒂1枚，红花5克，红糖32克。

制法：将南瓜蒂和红花煎两次，再将糖放入其中，待其溶化，在月经来前两天服用。

功效：红花可以活血通经、散瘀止痛，常用于闭经、痛经、恶露不行、跌打损伤的治疗。

2. 艾叶生姜方治疗畏寒肢冷

原料：艾叶60克、生姜30克、当归15克、川芎20克。

制法：将以上药物一起放入锅中，加适量的水，煎煮30分钟，去渣取汁，倒入泡脚桶中。先熏蒸，后泡脚30分钟，每晚一次，在经前10天开始泡脚，直至经期结束。

功效：此种方法主治痛经伴有小腹疼痛、经色紫黑伴血块、畏寒肢冷。

3. 益母草元胡足浴方治疗腹部胀痛

原料：益母草100克、元胡30克、桃仁30克、红花15克、白芷10克。

制法：将以上药物一起放入锅中，加适量的水，煎煮30分钟，去渣取汁，倒入泡脚桶中。先熏蒸，后泡脚30分钟，每晚1次，在经前10天开始泡脚，直至经期结束。

功效：此方主治痛经伴有腹部胀痛、经色紫暗伴血块。

4. 丹参艾叶水温经散寒

原料：丹参50克，艾叶30克，桃仁、小茴香各20克。

制法：将上述药加水煎煮30分钟，去渣取汁，倒入盛有2000毫升开水的盆中。先熏蒸，后泡脚，每次熏泡40分钟，每天1次，月经前10天开始，14天为一个疗程。

功效：此方温经散寒，活血止痛，主治畏寒肢冷、经色黯黑夹血块、小腹疼痛。

按摩疗法

取穴：三阴交、水泉穴、大敦穴

按揉大敦、水泉、三阴交等穴位各5分钟，每次月经前7天开始按揉，每天一次，可以有效缓解痛经。

肝经与子宫的关系最为密切，大敦是足厥阴肝经腧穴之一，是首穴，主治疾病有：疝气、缩阴、阴中痛、月经不调、血崩、尿血等，位于大拇指甲根外侧边缘，是治疗痛经不可缺少的穴位之一。

水泉穴位于足内侧，内踝后下方，跟骨结节的内侧凹陷处。属足少阴肾经，主治月经不调、痛经、经闭、阴挺、小便不利、目视昏花等。是治疗痛经和月经不调的特效穴。

三阴交为肝、脾、肾三条经络的交汇点，有调节荷尔蒙的功能，位于小腿内侧，踝关节上三寸。对于妇科疾病有很好的疗效，是治疗妇科疾病的常用穴位。

更年期综合征

所谓更年期就是指从性成熟到性机能衰退的过渡时期，女性的更年期多出现在月经停止后。更年期综合征是指男女由成熟期逐渐过渡到老年期出现的一种综合征，多出现在45~55岁左右，在女性中更为常见。其发病原因多与卵巢功能衰退、雌激素水平下降、内分泌失调有关，此外精神和性格因素也容易导致此病的发生。更年期综合征一般持续2~5年，严重者会持续10年左右。

症状：烦躁易怒、潮热出汗、头晕耳鸣、心悸失眠、精神疲倦、情志失常等。

小偏方

1. 酸枣仁粥宁心安神

原料：酸枣仁30克，粳米50克。

制法：将酸枣仁放入锅中，加水煎熬取汁，将粳米加入汁液中煮成粥食用。每日1剂。

功效：酸枣仁味酸、甘，性平，入心、脾、肝、胆经，具有养肝、宁心、安神、敛汗的功效。

2. 核桃酒养血益智

原料：核桃仁20克，黄酒100毫升，白糖50克。

制法：将核桃仁捣碎，然后与白糖一起放入锅中，加入黄酒煮沸10分钟即可食用。每日1次。

功效：此方具有健脑补肾、养血益智的功效。

3. 荷叶粥健脾升阳

原料：新鲜荷叶30克，核桃肉适量。

制法：将荷叶洗干净，与核桃肉一起捣烂加水煎熬，每日1次。

功效：荷叶味苦、辛、微涩，性凉，归心、肝、脾经，具有清香升散、消暑利湿、健脾升阳、散瘀止血的功效。

4. 枸杞菊花茶养肝益肾

原料：枸杞10克，白菊花3克，莲心1克，苦丁茶3克。

制法：将上述药材放入杯中，用开水冲泡，焖10分钟后即可饮用。每剂可用4天左右。

功效：中医认为苦丁茶具有散风热、清头目、除烦渴的作用，可用来治疗头痛、牙痛、目赤、热病烦渴、痢疾等。苦丁茶中不仅含有人体必需的多种氨基酸、维生素及锌、锰、铷等微量元素，还具有降血脂、增加冠状动脉血流量、增加心肌供血、抗动脉粥样硬化等作用，对心脑血管疾病患者的头晕、头痛、胸闷、乏力、失眠等症状均有较好的防治作用，因此备受中老年人的青睐。

5. 红枣银耳粥养血安神

原料：红枣60克，银耳20克，白糖适量。

制法：先将红枣洗干净去核，将银耳用温开水泡发，洗干净撕成小片，再将红枣加水放入锅中烧沸，文火煮10分钟后加入银耳，再煮3分钟，调入白糖即可食用。每剂可服用15天左右。

功效：银耳含蛋白质、脂肪、碳水化合物、粗纤维、钙、磷、铁、维生素B_1、维生素B_2、烟酸以及16种氨基酸，能提高肝脏解毒能力，起保肝作用。银耳富含维生素D，能防止钙的流失，对生长发育十分有益；富含硒等微量元素，可以增强机体抗肿瘤的免疫力；银耳中的有效成分酸性多糖类物质，能增强人体的免疫力。

拔罐疗法

1. 取穴：肾俞、心俞、足三里、三阴交穴

对皮肤进行常规消毒后，采用留罐法，用闪火法将玻璃火罐吸拔在穴位上后，留罐15分钟左右。每日1次，10次为一个疗程。

2. 取穴：肺俞、肾俞、关元、京门穴

对局部皮肤进行常规消毒后，在背部涂抹适量的润滑油。在肺俞和肾俞穴采用走罐法，用闪火法将火罐吸拔在肺俞穴上推至肾俞穴，来回走罐20次，直到皮肤变红为止；关元穴和京门穴采用留罐法，用闪火法将火罐吸拔在穴位上后留罐20分钟。2日一次。

闭经

闭经是妇科常见的一种病，闭经有原发性闭经和继发性闭经之分，原发性闭经是指年龄超过 14 岁，第二性征还没有发育（或年龄超过 16 岁，第二性征已经发育），无月经来潮；继发性闭经是指以前曾正常来经，但是因为某种原因月经停止 6 个月。

症状：月经闭止，伴有面色苍白、小腹胀痛、头晕乏力、气短懒言、腰膝酸软、心烦易怒等。

小偏方

1. 乌鸡丝瓜汤治疗体虚闭经

原料：乌鸡肉 150 克，丝瓜 100 克，鸡内金 15 克。

制法：将上述药材放入锅中加水煮烂，可以适当加盐调味。

功效：《医学衷中参西录》中记载："鸡内金，鸡之脾胃也。中有瓷石、铜、铁皆能消化，其善化瘀积可知。又凡虚劳之证，其经络多瘀滞，加鸡内金于滋补药中，以化其经络之瘀滞，而病始可愈。至以治室女月信一次未见者，尤为要药。盖以能助当归、白芍以通经，又能助健补脾胃之药，多进饮食以生血也。"

2. 墨斗鱼汤主治血滞经闭

原料：墨斗鱼 200 克，桃仁 10 克。

制法：将墨斗鱼洗干净切成片，和桃仁放入锅中一起煮，加入油、盐调味。

功效：中医认为墨斗鱼味咸、性平，入肝、肾经，具有养血、通经、催乳、补脾、益肾、滋阴、调经、止带之功效，是治疗妇女贫血、血虚经闭的良药。墨斗鱼还可以用于消化道出血、功能性子宫出血和肺咳血的治疗以及预防急性放射病。

3. 泽兰叶水鱼方治疗阴虚血燥之闭经

原料：水鱼 1 只，泽兰叶 10 克，米酒少许。

制法：先将活的水鱼用开水烫一下，使其排尿后再去掉肠子。再将泽兰叶碾成末放入鱼肚中，将其放入锅中炖熟，加入米酒调味。2日1次，4次为一个疗程。

功效：泽兰叶有活血祛瘀、利尿退肿之功效。常用于治疗血滞经闭、症瘕、产后瘀痛、水肿、跌打损伤等。

4. 人乳韭菜汁治疗闭经有奇效

原料：人乳1杯，韭菜汁1杯。

制法：将人乳和韭菜汁加热空腹饮用。每早1次。

功效：人乳是阴血化生，营养极其丰富，且易于吸收。具有补血填精、益气安刘、养颜生肌、滋肾强筋、聪耳明目等多种作用。常人可作强壮滋补或美容食品食之。

按摩疗法

取穴：子宫穴

患者取坐位或者仰卧位，用双手拇指按两侧子宫穴，先顺时针按揉2分钟，再点按半分钟，以局部感到酸胀为宜。

带下病

带下病是妇科的常见病，是指白带绵绵不断的病症，古有“十女九有带”之说。阴道炎、盆腔炎、宫颈癌等妇科疾病均可引起带下病的发生。女性从青春期开始，阴道会有少量液体流出，流出的液体长伴有其他颜色，白带指的就是白色的液体。女子在发育成熟期，或者经前和经后，白带会相应增多，这是正常现象，不作病论。

症状：白带增多、外阴瘙痒、口苦、精神疲倦、食欲不振、大便溏泄、腿软无力、小腹冷痛等。

小偏方

1. 山药红糖粥治疗脾虚所致带下病

原料：生山药120克，红糖、面粉、葱、姜各适量。

制法：将生山药洗干净，去皮捣烂，将其放入锅中，加入面粉和冷水共煮，快熟的时候加入红糖、葱、姜，再煮沸即可。

功效：山药具有补脾养胃、生津益肺的作用，常用于治疗带下病、脾虚食少、虚热消渴等病症。

2. 石榴皮粳米粥治疗带下绵绵

原料：石榴皮30克，粳米100克，白糖适量。

制法：将石榴皮洗干净，加水放入锅中煎煮，去渣取汁，加入粳米煮成粥，快熟时放入白糖即可。每日1剂。

功效：石榴皮具有收敛止泻、止血的作用，适用于带下病、出血等症状。

3. 白果鸡蛋方治疗女性白带

原料：白果2个，鸡蛋1个

制法：先将白果去皮，然后在鸡蛋的一端开一个小孔，将白果放入鸡蛋中，然后将小孔封住，放入锅中蒸熟。

功效：白果果仁除含有蛋白质、脂肪、糖类之外，还含有维生素C、核黄素、胡萝卜素、钙、磷、铁、钾、镁等微量元素以及银杏酸、白果酚、五碳多糖、脂固醇等成分，营养丰富，对于止带虫、缩小便、护血管、增加血流量、带下、白浊等疾病具有良好的医用效果和食疗作用。

按摩疗法

取穴：阴陵泉穴

患者取坐位，用拇指指端顺时针按揉阴陵泉穴2分钟，以局部感到酸胀为宜。

针刺疗法

取穴：曲骨穴

患者取仰卧位，对皮肤进行常规消毒后，直刺 2.5 ~3 厘米，以麻、电感放射至阴道为宜。平补平泻，每 10 分钟捻针一次，每 3 天针一次，每次留针 1 小时，2 天为一个疗程。

妊娠呕吐

妊娠呕吐是指女子在怀孕第 1 ~3 个月期间出现恶心、呕吐、眩晕等症状，这些症状会在一段时间内自行消失，不会对人体造成大的影响，但有些孕妇则会出现持续性呕吐、不能进食、全身乏力、明显消瘦等症状，则需要适当进行治疗。

症状：恶心、呕吐、眩晕、胸闷、恶闻食物、不能进食、全身乏力、明显消瘦等。

小偏方

1. 柚皮饮治疗脾胃虚弱所致的妊娠呕吐

原料：柚子皮 9 克。

制法：将柚子皮用水煎煮，去渣取汁。

功效：柚子味甘、酸，性寒，具有理气化痰、润肺清肠、补血健脾等功效，能治食少、口淡、消化不良等症。

2. 红枣糯米粥降逆止呕

原料：糯米 60 克，红枣 30 克，生姜 3 片，红糖适量。

制法：将糯米和枣一起放入锅中加水煮成粥，在快熟的时候加入生姜和红糖，再煮沸即可。

功效：糯米营养丰富，为温补强壮食品，具有补中益气、健脾养胃、止虚汗之功效，对食欲不佳、腹胀腹泻有一定缓解作用。

3. 姜汁甘蔗饮治疗妊娠呕吐

原料：鲜姜汁1汤匙，甘蔗汁1杯。

制法：将鲜姜汁与甘蔗汁放入碗中调匀，加热服用。

功效：此方有健脾、下气、止呕的作用，对孕妇呕吐有一定的食疗效果。

4. 柿蒂汁主治脾胃虚弱型妊娠呕吐

原料：柿蒂30克，冰糖60克。

制法：将柿蒂与冰糖一起放入锅中，加水煎熬服用，每日1剂。

功效：柿蒂味苦、涩，性平，归胃经，具有降逆下气、清热润肺、生津止渴、健脾化痰的功效。

拔罐疗法

1. 取穴：内关、中脘、内庭穴

患者取坐位，采用留罐法，用闪火法将中号火罐吸拔在穴位上，留罐10分钟左右，每日1次。

此法对治疗胃热型妊娠呕吐有很好的疗效。

2. 取穴：足三里、中脘、阴陵泉穴

患者取坐位或仰卧位，采用留罐法，用闪火法将中号火罐吸拔在穴位上，留罐10分钟左右，每日1次。

此法对治疗中虚湿盛型妊娠呕吐有很好的疗效。

盆腔炎

盆腔炎是指女性盆腔内脏器与组织发生炎性的一种病变，多由细菌引起，在月经期间可加重。此病多见于已婚妇女，多由分娩、流产、经期盆浴等引起。盆腔炎可以分为急性盆腔炎和慢性盆腔炎两种，急性盆腔炎的治疗应以药物治疗为主，慢性盆腔炎则可以结合按摩、艾灸等提高疗效，减少副作用。

症状：恶心、呕吐、腹胀、高热、头痛、寒颤、食欲不振、下腹疼痛等。

小偏方

1. 蜂蜜荔枝饮治疗慢性盆腔炎

原料：蜂蜜 20 克，荔枝核 30 克。

制法：先将荔枝核弄碎放入锅中，加水浸泡片刻，再煎煮半小时，去渣取汁，调入蜂蜜饮用。

功效：荔枝核有温中、理气、止痛的功效，可用于胃脘痛和妇女寒凝瘀滞腹痛等症。

2. 蛇牛汤治疗盆腔炎疗效显著

原料：白花蛇舌草 50 克，入地金牛 10 克，穿破石 15 克。

制法：将上述材料放入锅中煎煮，每日 1 剂。

功效：入地金牛具有消肿解毒、祛风通络、去湿止痛的功效。

3. 大青盐热敷方治疗盆腔炎见效快

原料：炒大青盐 500 克。

制法：将炒大青盐用布包好，然后将布包放入下腹部热敷。

功效：大青盐性味咸寒，无毒，取其咸能散结，以除五脏症瘕、心腹积聚，加热后外敷更能促进局部血液循环，有利于炎症的吸收。

按摩疗法

取穴：中极穴

先用右手中指顺时针按揉中极穴2分钟，再点按半分钟，以局部有酸胀感为宜。

艾灸疗法

取穴：三阴交

先对三阴交穴温和灸，以皮肤出现红晕，患者有温热舒服的感觉为宜，每次灸30分钟左右，7天为一个疗程。患者休息2天后，再进行下一疗程。

乳腺增生

乳腺增生是女性的多发病，是指患者的一侧或双侧乳房有大小不等的肿块，局部有隐痛、胀痛或刺痛感，在月经来前疼痛较为明显，经后会减轻。此病的发生多与精神因素、内分泌失调、卵巢功能衰退有关，常见于青年或中年女性，且城市高于农村。

症状：乳房周围疼痛、乳房一侧或两侧有大小不等的肿块等。

小偏方

1. 全蝎粉治疗乳腺增生见效快

原料：全蝎适量。

制法：将全蝎烘干研成粉末状。

功效：全蝎有解毒、散结、通络的功效，对治疗气滞血瘀所致的乳腺增生有很好的疗效。

2. 山楂橘饼茶治疗乳腺增生疗效好

原料：生山楂10克，橘饼7个，蜂蜜2汤匙。

制法：先将山楂和橘饼放入沸水中浸泡，待水温热时加入蜂蜜饮用。

功效：橘饼味甘，性温，有健脾和胃、止咳化痰、理气宽中的功效，可用于治疗消化不良、咳嗽多痰、胸腹胀闷等症。

3. 核桃茴香方治疗轻度乳腺增生

原料：核桃1个，八角茴香1颗。

制法：每日餐前将核桃和八角茴香嚼烂吞服，1个月为一个疗程。

功效：八角茴香的主要成分是茴香油，它能刺激胃肠神经血管，促进消化液分泌，增加胃肠蠕动，有健胃、行气的功效，有助于缓解痉挛、减轻疼痛。

足浴疗法

八角茴香足浴方

原料：八角、茴香、山慈菇、核桃仁、老鹳草各30克。

制法：将上述药材放入锅中，加水适量煎沸15分钟，将汁液倒入浴盆中，待水温适宜时洗泡患处，每日2次。

按摩疗法

1. 取穴：输尿管、胸、胸部淋巴结反射区

推按输尿管、胸、胸部淋巴结反射区各60次。

2. 取穴：足三里、三阴交、阳陵泉、太冲穴

依次按揉足三里、三阴交、阳陵泉、太冲穴各80次左右。

3. 取穴：生殖腺、乳房、肝、肾、膀胱反射区

用食指扣拳法依次顶压生殖腺、乳房、肝、肾、膀胱反射区各50

次左右，力度以感到胀痛为宜。

4. 取穴：输尿管反射区

用拇指指腹推压输尿管反射区50次左右。

5. 取穴：胸部淋巴结、肾上腺、垂体、脾反射区

用食指扣拳法顶压胸部淋巴结、肾上腺、垂体、脾反射区各50次左右。

产后缺乳

产后缺乳指的是妇女产后乳汁量少，不够喂养婴儿。正常的产妇在分娩后24小时内就有乳汁分泌，一般情况下在一周内即可分泌出足量的乳汁供婴儿饮用。但是若分娩后一周以后，乳汁分泌不足或排乳困难，挤压乳房疼痛或乳汁难以挤出，则认为是缺乳的症状。此病多由气血不足、肝气郁结、乳络阻滞所致，应对症治疗。

症状：没有乳汁或乳汁量极少。

小偏方

1. 芝麻鸡蛋羹专治产后缺乳

原料：芝麻酱100克，鸡蛋4个，味精、葱丝、小海米、盐各适量。

制法：在芝麻酱中加水调成糊状，将鸡蛋打入其中，加水搅匀，再放入调料，将其放入锅中蒸熟即可食用。每日2次，3日为一个疗程。

功效：芝麻有滋补肝肾、润养脾肺之功，可以有效缓解产后缺乳、体虚便秘之症。

2. 花生炖猪蹄通脉增乳

原料：花生米60克，猪蹄2只，黄豆60克，食盐少许。

制法：先将猪蹄炖煮半小时，去除油污沫后再加入花生和黄豆，煮到猪蹄烂软时加入盐调味。每日2次。

功效：猪蹄是产后催乳的常用材料，对治疗产后气血不足、乳汁缺乏有很好的疗效。

3. 干豌豆汤治疗产妇缺乳

原料：干豌豆50克，红糖30克。

制法：将干豌豆放入锅中，加适量水，水烧开后，小火炖至酥烂，调入红糖，待糖化时服用。每日2次。

功效：豌豆有利小便、益中气、解乳石毒之功效，对治疗产后缺乳有很好的疗效。

拔罐疗法

1. 取穴：乳根、膻中穴

气虚者加足三里穴，肝郁气滞者加内关穴。

患者取坐位或仰卧位，采用留罐法，用闪火法将中号火罐吸拔在穴位上，留罐10分钟左右，每日1次。

2. 取穴：中脘、关元、肝俞、膻中、肾俞穴

膻中穴采用留罐法，用闪火法将中号火罐吸拔在穴位上后留罐20分钟；其余穴位采用走罐法，在穴位上涂抹适量的润滑油，将大小适宜的火罐吸拔在穴位上，旋转走罐20次。

针刺疗法

取穴：涌泉穴

患者取卧位，用针刺双侧涌泉穴，进针要迅速，得气后强刺3分钟，留针10分钟。乳汁不通者，针刺后立即用双手挤乳，乳汁即可涌出；乳汁不足者，半小时后乳房发胀，乳汁即可滴出。

外阴瘙痒

外因瘙痒是妇科的常见病，发痒部位躲在阴蒂和小阴唇附近，一般在月经期和夜间会加重，盆腔炎、子宫内膜炎、糖尿病等有时也会引起外因瘙痒。中医认为本病多为肝胆湿热、脾虚郁热、热邪下注所为，治疗时应以清热利湿、祛风止痒为主。

症状：外阴痒痛难忍，局部有红色斑点或丘疹。

小偏方

1. 红枣泥鳅汤治疗外因瘙痒见效快

原料：红枣 15 克，泥鳅 30 克。

制法：将红枣和泥鳅放入锅中加水煮熟，快熟时加入食盐调味。

功效：泥鳅具有补中益气、除湿退黄、益肾助阳、祛湿止泻、暖脾胃、疗痔、止虚汗之功效。

2. 桑叶杏仁糊治疗外阴瘙痒见效快

原料：桑叶 150 克，苦杏仁 100 克，香油 450 克。

制法：将苦杏仁炒干研成粉末，再用香油调成糊状。将桑叶放入锅中煮沸，待水温适宜时冲洗外阴及阴道，洗完后用杏仁糊涂擦。

功效：杏仁具有润肠通便的功效，桑叶有疏散风热、清肺润燥的功效，二者对治疗虫病引起的外阴瘙痒有很好的疗效。

3. 韭菜籽熏洗方

原料：韭菜籽 9 克。

制法：将韭菜籽放入锅中加水煎煮，先熏蒸患处，待水温适宜时清洗患处。

4. 淘米水擦洗方

原料：淘米水 1000 毫升，食盐适量。

制法：将淘米水和食盐加水煮沸 10 分钟，待水温适宜时用之擦洗患处。

此方具有润肤止痒、清热解毒的功效。

足浴疗法

1. 苦参茵陈足浴方

原料：苦参、茵陈各30克。

制法：将上述药材放入锅中，加入适量水煎煮，去渣取汁，将汁液倒入干净的盆中，先熏会阴部，待水温适宜时坐浴，最后在加入适量开水浸泡双脚，每日2次，每次20分钟。

功效：此方具有利湿止痒、清热解毒的功效。

2. 透骨草艾叶足浴方

原料：透骨草、艾叶、地丁、黄芩、防风、独活、公英、马齿苋各15克，甘草5克。

制法：将上述药材放入锅中，加入适量水煎煮，去渣取汁，将汁液倒入干净的盆中，先熏会阴部，待水温适宜时坐浴，最后再加入适量开水浸泡双脚，每日1次，每次30分钟。

阴道炎

阴道炎是一种妇科常见病、多发病，是阴道黏膜性疾病的总称。其发病原因主要与个人卫生及相互感染有关系。常见的阴道炎有滴虫性阴道炎、霉菌性阴道炎和老年性阴道炎三种。

滴虫性阴道炎是最常见的阴道炎，阴道滴虫在阴道酸性减弱时最容易生存和繁殖，因此这种阴道炎常在月经后期发作，临床表现为阴道分泌物增多，呈灰黄色，有臭味，外阴和阴道有虫爬样瘙痒感；霉菌性阴道炎是由白色念珠菌感染引起的阴道炎病症，此病常见于糖尿病患者和孕妇，临床表现为阴部瘙痒、灼痛，有白色豆渣状带下，尿频、尿痛等；老年性阴道炎是妇女绝经后，卵巢功能衰退，抵抗力降低，导致细菌感染而引起的炎症，临床表现为白带增多，呈脓性并有臭味，阴道灼热下坠等。

症状：白带增多、有异臭，外阴痒痛，阴道灼热，阴道点滴流血，小腹坠痛等。

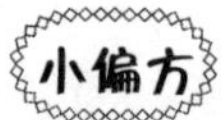

1. 桃叶粉治疗阴道炎有疗效

原料：鲜桃叶适量。

制法：将桃叶洗干净，烘干研成粉末状。先用1：5000的高锰酸钾溶液冲洗阴道，洗干净后，再撒入1.5克桃花粉。每日1次，5天为一个疗程。

功效：桃叶具有清热解毒、杀虫止痒的功效。常用于疟疾、痈疖、痔疮、湿疹、阴道滴虫等疾病的治疗。

2. 冬瓜薏米粥治疗滴虫性阴道炎

原料：冬瓜仁、薏米、粳米、槐花各适量。

制法：先将冬瓜仁和槐花放入锅中加水煎煮，去渣取汁，将汁液与薏米、粳米一起煮成粥食用。

功效：此方可以利湿去菌，对治疗滴虫性阴道炎有很好的疗效。

3. 萝卜醋汁治疗滴虫性阴道炎

原料：白萝卜汁、醋各适量。

制法：先用醋将阴道洗干净，然后再用白萝卜汁擦洗阴道，10次为1个疗程。

功效：此方具有清热解毒、杀虫的疗效。

4. 虎杖根方治疗霉菌性阴道炎

原料：虎杖根100克。

制法：将虎杖根放入锅中，加入1500毫升的水，煎至1000毫升，去渣取汁，待水温适宜时，倒入盆中坐浴，每天1次，7天为一个疗程。

功效：虎杖有抗菌、抗病毒的功效，常用于霉菌性阴道炎、宫颈糜烂、消化道出血等病症的治疗。

5. 鸡肉膏治疗老年性阴道炎

原料：老公鸡1只，冰糖、黄精各适量。

制法：将老公鸡的毛和内脏去除，切成块状，放入锅中，加入冰糖和黄精，再加入5倍的水煮开后，文火炖煮7小时左右，将透明液体过滤出来，放置3小时左右，就成了膏状。1剂可服用3天。

功效：公鸡为雄，其性烈，故公鸡肉具有壮阳和补气的作用，非常适合有腰膝酸软、畏寒肢冷、精神萎靡、小便频密等病症的患者食用。

足浴疗法

1. 桃树叶足浴方

原料：新鲜桃树叶100克，嫩苦参30克，蛇床子、生大黄各15克。

制法：将上述药材放入锅中，加入适量清水浸泡半小时，然后再加水煎沸30分钟，将药液倒入浴盆中浴足，每日1剂。

2. 蒲公英足浴方

原料：蒲公英20克，金银花、连翘、黄柏、苦参各15克，败酱草、紫花地丁各10克。

制法：将上述药材放入锅中，加入适量清水浸泡半小时，然后再加水煎沸20分钟，将药液倒入浴盆中浴足，每日1剂，分2次洗。

3. 蛇床子足浴方

原料：蛇床子、苦参、百部、黄柏各20克。

制法：将上述药材放入锅中，加入适量清水浸泡半小时，然后再加水煎沸20分钟，将药液倒入浴盆中浴足，每日1剂，分2次洗。

不孕

不孕有原发性和继发性之分，原发性不孕是指女性在婚后同居两年以上，未经避孕，男性生殖功能正常的情况下，不能怀孕者；继发性不孕是指女性在婚后有妊娠或流产后，时隔两年未再怀孕者。引起女性不孕的原因有很多，有精神性因素，也有营养不良、工作负担过重、内分泌失调等原因。一般情况下，患有不孕症的女性，还伴有月经不调、白带异常、输卵管阻塞等疾病。

症状：无法怀孕。

小偏方

1. 山药糯米粉治疗不孕见效快

原料：生山药 150 克，水磨糯米粉 25 克，白糖、胡椒面适量。

制法：先将生山药洗干净蒸熟，剥去皮，制成泥状，加入白糖和胡椒粉调匀做馅，再将糯米粉加水调成软料，二者可以制成各种带馅食物食用。

功效：山药具有滋养强壮、助消化、治消渴的功效，它所含的薯蓣皂苷元是合成女性激素的重要成分，可以促进女性排卵，对治疗女性不孕有很好的食疗效果。

2. 芝麻酒治疗宫冷不孕

原料：芝麻、米酒适量。

制法：将芝麻炒熟，每晚睡前与米酒同服。每月月经来前服用 2 次。

功效：芝麻常用于肝肾虚损、精血不足、须发早白、眩晕耳鸣、产后血虚、乳汁不足、血虚津亏、肠燥便秘等病症的治疗。

3. 红花蒸鸡蛋治疗女性不孕

原料：红花1.5克，鸡蛋1个。

制法：在鸡蛋一端打一个小孔，将红花放入其中，将小孔封住，放入锅中蒸熟。在月经第一天开始服用，每日1个，9日为一个疗程。

功效：红花味辛、性温，归心、肝经，入血分，具有活血通经、祛瘀止痛的功效，主治痛经、经闭、产后血晕、瘀滞腹痛、胸痹心痛、跌打瘀肿、中风瘫痪等病症。

按摩疗法

取穴：胞肓穴

患者取仰卧位，用两手拇指按压左右的胞肓穴，持续按压2分钟。

针灸疗法

取穴：子宫穴

将针刺入双侧子宫穴，深度为1.5~2寸。平补平泻，针达到阴部时效果最佳。再将2厘米艾条插在针柄上，将其点燃。当第一柱燃尽后点燃第二柱，可以连续点燃五柱，艾条燃尽后将灰烬去除，将针取出。每天1次，3天为一个疗程。

子宫脱垂

子宫脱垂是指子宫从阴道脱出，一般此病分为三度，第一度为子宫颈下垂到阴道坐骨棘以下但没有脱出阴道口外；第二度为子宫颈及部分子宫脱出阴道口外；第三度为整个子宫脱垂于阴道口外。本病多见于劳动妇女和多生育妇女，可由多种原因引起，如腹压增加、盆底组织和子宫韧带松弛等都可导致子宫脱垂。

症状：腹部下坠、腰酸、白带增多、月经紊乱、经血过多等。

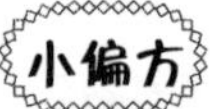

1. 黄鳝汤治疗气虚所致的子宫脱垂

原料：黄鳝 2 条，生姜、盐各适量。

制法：现将黄鳝洗干净，去除内脏，切成段，加入调料喝水共煮。每日 1 次，30 天为一个疗程。

功效：黄鳝肉性味甘、温，有补中益血，治虚损之功效，有补气养血、温阳健脾、滋补肝肾、祛风通络等医疗保健功能。民间常用它来治疗虚劳咳嗽、湿热身痒、痔瘘、肠风痔漏、耳聋等症。常吃鳝鱼有很强的补益功能，特别对身体虚弱、病后以及产后之人更为明显。它的血还可以治疗口眼歪斜。

2. 香蕉根汁治疗子宫脱垂

原料：香蕉根 60 克。

制法：将香蕉根用水煎煮，服用汤汁。

功效：香蕉根味甘，性寒，有清热凉血、解毒的功效。

3. 艾叶鸡蛋方治疗子宫脱垂愈后复发者

原料：陈艾叶 15 克，鸡蛋 2 个。

制法：将艾叶放入锅中，加清水适量，煮出味道后，去渣取汁，用汁液煮蛋，加入少许红糖调味。4 日服用 1 次。

功效：艾叶味辛、苦，性温，无毒，归脾、肝、肾经，具有温经止血、散寒止痛、降湿杀虫的功效，主治宫寒不孕、月经不调、痛经、胎动不安、心腹冷痛、妊娠下血、带下等病症。

4. 山豆根煎剂主治气虚型子宫脱垂

原料：山豆根 30 克。

制法：将山豆根放入锅中，加水煎熬，每日 1 剂，分 2 次服用。

功效：山豆根具有清火解毒、消炎止痛的功效。

5. 南瓜蒂煎剂治疗子宫脱垂见效快

原料：老南瓜蒂适量。

制法：将南瓜蒂剖开，放入锅中，加水煎汁服用。每日 1 剂。

功效：南瓜蒂味苦、微甘，性平，归肺、肝经，具有解毒、利水、安胎的功效。

醋熏疗法

醋熏方

原料：醋 250 毫升。

制法：将醋倒入铁盆中，再将烧红的小铁块放入其中，待醋沸腾后，坐在铁盆上熏蒸 15 分钟。每日 1 次。

功效：此法可以收敛破瘕，对治疗子宫脱垂有疗效。

流产

妊娠不足28周、胎儿发育不全而终止者称流产。流产有很多种，发生在妊娠3个月以前流产者叫早期流产；发生在3个月以后6个月以前的称为晚期流产；连续自然流产3次以上者称为习惯性流产。

症状：阴道出血增多、腹痛加重、腰酸等。

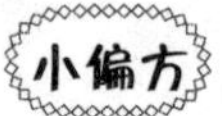

1. 柠檬膏治疗早期流产

原料：鲜柠檬500克，白糖适量。

制法：将柠檬去皮后搅成汁，将汁液放入锅中煎煮至膏状，加入白糖调匀，晒干，研成细粉装瓶备用。每次10克，每日2次。

功效：柠檬富含维生素C、柠檬酸、苹果酸、高量钾元素和低量钠元素等，对人体十分有益。维生素C能维持人体各种组织和细胞间质的生成，并保持它们正常的生理机能，有预防感冒、刺激造血和抗癌等作用。

2. 艾叶鸡蛋汤治疗习惯性流产

原料：艾叶50克，鸡蛋2个，白糖适量。

制法：先将艾叶洗干净放入锅中，加入适量水煮成汤，再倒入鸡蛋液煮熟，快熟时放入白糖。每晚睡前服用。

功效：此方有温肾安胎的作用，对治疗习惯性流产有很好的食疗效果。

3. 荞麦方治疗滑胎

原料：荞麦100克。

制法：将荞麦炒黄，加水放锅中煎煮，去渣取汁。怀孕后每月2剂。

功效：荞麦性凉，味甘，具有健胃、消积、止汗之功效，能有效辅助治疗胃痛胃胀、消化不良、食欲不振、肠胃积滞、慢性泄泻等病症。

4. 母鸡糯米粥治疗胎动不安

原料：母鸡1只，糯米150克，墨斗鱼干1条。

制法：先将母鸡去除毛和内脏，将其与墨斗鱼一起放入锅中，加入适量水，一起炖煮，待其煮烂时，取浓汤，用浓汤和糯米煮成粥，快熟时加入少许盐调味。受孕后每月吃2次。

功效：墨斗鱼不但味道鲜美，营养丰富，而且全身皆可入药。墨斗鱼的主要成分是乌贼墨黑色素，它是全身性止血药，可以用于消化道出血、功能性子宫出血和肺咳血的治疗。

5. 南瓜蒂方治疗习惯性流产

原料：南瓜蒂适量。

制法：将南瓜蒂放在瓦上，烧灰存性，研成细粉。受孕2个月起，每月1个。

功效：南瓜蒂味苦、微甘，性平，归肺、肝经，有解毒、利水、安胎的功效。

宫颈糜烂

宫颈糜烂是指宫颈外口处的宫颈阴道部分上皮脱落，形成糜烂的症状。机械性刺激或损伤、细菌感染、清洁过度、经期过长等都可能导致此病的发生。值得注意的是宫颈糜烂并不是一种独立的病症，而是慢性宫颈炎的局部特征之一，因此应及早治疗。

症状：白带增多，接触性出血，脓性、血性白带出现，腰酸腹痛，下腹坠胀等。

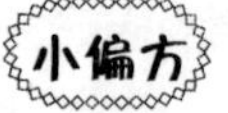

1. 鸡蛋清方治疗宫颈糜烂伴出血者

原料：新鲜鸡蛋1个。

制法：将鸡蛋洗干净，取出蛋清。将阴道清洗干净后，将蛋清涂在子宫颈口，停留4小时左右，每日2次。

功效：鸡蛋清具有清热解毒、消炎、增强免疫力的功效，对治疗宫颈糜烂有很好的疗效。

2. 紫草油治疗宫颈糜烂见效快

原料：紫草、香油各适量。

制法：先将香油煮沸，将紫草泡入沸油中，待其成为玫瑰色时，将其涂在宫颈部，每日1次。

功效：紫草颜色似血，性寒，善走血分，能凉血、活血。紫草中含有乙酰紫草素和紫草精、碱化紫草素，有收敛、抗菌、抗炎作用，对金黄色葡萄球菌、大肠杆菌、皮肤真菌等均有抑制作用。香油亦具散瘀、消肿止痛之功，与其配伍相得益彰。

紫草油具有消炎解毒、消肿止痛、祛腐生肌、收敛止血之功效，为治疗感染性伤口、外伤及烧伤的首选药物。

3. 无花果叶熏洗方消肿止痛

原料：无花果叶适量。

制法：将无花果叶放入锅中，加入适量清水，待水煮至一半时，将汁液倒入浴盆中，先熏蒸患处，然后再坐浴，每日1次。

功效：此方具有解毒消肿、行气止痛的功效。

4. 猪苦胆方清热解毒

原料：猪苦胆（阴干）30克，石榴皮60克，花生油适量。

制法：将上述药材一起研成细粉，加入花生油调成糊状，装瓶备用。先将宫颈分泌物清洗干净，再将药糊涂在宫颈糜烂处。每日1次。

功效：猪苦胆味苦，性寒，归肝、胆、肺、大肠经，具有清热、润燥、解毒的功效。

5. 乌贼鱼汤养血滋阴

原料：乌贼鱼 500 克。

制法：将乌贼鱼放入锅中，加入适量清水煎煮服用。

功效：乌贼鱼味咸，性平，有养血滋阴、益胃通气、祛淤止痛的功效，可以治疗各类宫颈糜烂伴有赤白带下者。

足浴疗法

苦参蛇床子足浴方

原料：苦参、蛇床子各 20 克，黄柏、苍术各 15 克，川椒、白芷各 12 克，明矾 9 克，薄荷脑 6 克。

制法：将苦参、蛇床子、黄柏、苍术、川椒、白芷放入锅中，加入适量水，煎成汤，放入明矾，待水浓缩至 1500 毫升时加入薄荷脑，待水温适宜时浸泡双脚。每次 20 分钟，每日 2 次。

功效：此方具有清热解毒、燥湿止痒的作用。

part Ⅳ 男科小偏方：彻底摆脱难言之隐

早泄

早泄又称早射，是指男子性交时阴茎未接触女子外阴，或者阴茎刚进入阴道就发生射精，是已婚男士在过性生活时的一种疾病。房事不节或婚前手淫都可能导致早泄的发生，此外精神因素、心理因素以及紧张、焦虑等都可能导致此病的发生。中医认为此病为阴虚火旺、肝经湿热、肾气亏虚所致，病位在心、肝、脾、肾。

症状：男子在性生活中常不受控制提早射精。

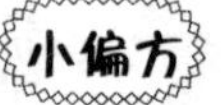

1. 五倍子汤固精止泻

原料：五倍子 20 克。

制法：将五倍子放入锅中，加入适量水，小火煎熬 30 分钟，去渣取汁，将汁液加入温开水倒入浴盆中，趁热熏蒸阴茎龟头数分钟，待水温适宜时可以将龟头浸泡在药液中，每晚 1 次。

功效：五倍子味酸、涩，性寒，具有固精、止泻、降火、敛汗的功效。其所含的鞣酸可以使龟头黏膜变厚，进而降低龟头的兴奋程度，有效改善早泄的症状。

2. 韭菜鸡蛋饼活血散瘀、温肾壮阳

原料：韭菜 150 克，鸡蛋 100 克，肥膘肉 15 克，白砂糖、味精、香油、盐各适量。

制法：先将韭菜择干净，放入沸水中烫一下，捞出切成段放入盘内，撒上盐腌 10 分钟，挤干水；将鸡蛋打入碗内，加入盐搅匀；将锅放在火上，用肥膘肉擦一下，将鸡蛋液倒入其中摊成饼状，加入白砂糖、香油、味精调味。每日 1 次。

功效：韭菜具有温中开胃、行气活血、补肾助阳的功效，常用于早泄、遗精、阳痿等症的治疗。

3. 人参茶主治肾阳不足型（早泄）

原料：人参 15 克，茶叶 5 克。

制法：将人参和茶放入锅中加水煎煮，每日 1 次，分早晚两次服用。

功效：人参味甘、微苦，性微温，归脾、肺、心、肾经，具有补气固脱、健脾益肺、宁心益智、养血生津的功效。主治元气欲脱、神疲脉微、食少倦怠、呕吐泄泻、咳嗽无力、惊悸健忘、体虚多汗、津亏口渴、肾虚阳痿、尿频等病症。

4. 锁阳方壮阳固精

原料：锁阳 40 克。

制法：将锁阳放入锅中，加入适量水煎熬，每日 1 剂，分 3 次服用。

功效：锁阳具有补肾润肠、壮阳固精、养血强筋的功效，主治早泄、阳痿、腰膝痿弱等症。

按摩疗法

取穴：气海穴

患者取平躺位，用手掌按揉气海穴 3 分钟，以局部感到微热为宜。此穴对治疗早泄有很好的疗效。

拔罐疗法

1. 取穴：关元、命门、肾俞、三阴交穴

采用留罐法，双侧穴位交替使用，用闪火法将中号火罐吸拔在穴位上，留罐 10 分钟，每日 1 次。

此法可以治疗肾气不固型早泄。

2. 取穴：内关、心俞、肾俞、神门、三阴交穴

采用留罐法，双侧穴位交替使用，用闪火法将中号火罐吸拔在穴位上，留罐 10 分钟，每日 1 次。

此法可以治疗阴虚火旺型早泄。

3. **取穴：中极、脾俞、命门、足三里穴**

患者取坐位，采用留罐法，双侧穴位交替使用，用闪火法将中号火罐吸拔在穴位上，留罐10分钟，每日1次。

此法可以治疗心脾两虚型早泄。

足浴疗法

1. **苦瓜芹菜足浴方**

原料：新鲜芹菜200克，干苦瓜100克，夏枯草50克。

制法：将上述药材切碎，一起放入锅中，加入适量水煎煮半小时，去渣取汁。将药汁倒入盆中，先清洗阴茎，然后再浴足，每晚1次。

功效：此方具有清泻肝经湿热的功效。

2. **五倍子足浴方**

原料：五倍子20克。

制法：将五倍子洗干净放入锅中，加入适量清水浸泡10分钟，然后煎熬取汁。将汁液倒入盆中，先熏蒸龟头部位，待水温适宜时再浸泡龟头10分钟，然后再加入适量开水浸泡双足。每日1剂，每日1次。

功效：此方具有收敛止泻的功效。

3. **丁香细辛足浴方**

原料：丁香、细辛各20克，75%酒精100毫升。

制法：将丁香和细辛放入酒精中浸泡7天后，每晚取20毫升放入浴盆中，加入适量开水浴足。

4. **淮山药足浴方**

原料：淮山药30克，枸杞15克。

制法：将淮山药和枸杞放入锅中，加入适量水煎熬取汁，将汁液倒入浴盆中，待水温适宜时浸泡双脚。每晚1次。

5. **贝壳茴香足浴方**

原料：贝壳200克，小茴香50克。

制法：将贝壳和小茴香放入锅中，加入适量水煎熬取汁，将汁液倒入浴盆中，待水温适宜时浸泡双脚。每晚1次。

遗精

遗精是指男子在没有性交或手淫的情况下发生射精的现象。遗精有梦遗和滑精之分，梦遗是指在睡眠中有精液泄出；滑精是指在清醒时精液泄出。未婚的健康男子，每月遗精 2 次左右为正常现象，但是如果每周有 2 次遗精就属于病态了。长期手淫或受外界刺激都可能导致此病的发生。长期遗精会损伤人的元气，造成阳痿，影响工作和生活。

症状：频繁遗精、头晕乏力、失眠心悸、腰膝酸软等。

小偏方

1. 白果酒治疗遗精

原料：白果 3 颗，酒适量。

制法：将白果放入锅中，加入酒煮，吃果饮酒。

功效：白果又称银杏，白果果仁含有多种营养元素，具有润肺、定喘、涩精、止带的功效。经常食用白果，可以滋阴养颜抗衰老，扩张微血管，促进血液循环，使人面部红润，精神焕发。

2. 莲藕扁豆叶汁治疗遗精有奇效

原料：莲藕 90 克，扁豆叶 15 克。

制法：将上述食材放入锅中加水煎煮，去渣取汁。每日 1 剂，分早晚 2 次服用。

藕的营养价值很高，富含铁、钙等微量元素，植物蛋白质、维生素以及淀粉含量也很丰富，有明显的补益气血，增强人体免疫力作用。

3. 韭菜籽方治疗遗精见效快

原料：韭菜籽 20 粒。

制法：空腹时用盐水送服韭菜籽。

韭菜籽味辛、咸，性温，具有补肝肾、暖腰膝、壮阳固精的功效。主治阳痿梦遗、小便频数、遗尿、腰膝酸软冷痛、泻痢、带下、淋浊等症。

4. 核桃仁方用治遗精

原料：生核桃仁60克。

制法：每日分三次食用，每日1剂。

功效：核桃仁有润肺、补肾、壮阳、健肾等功能，是男性温补肺肾的理想滋补食品和良药。核桃仁中所含丰富的磷脂和赖氨酸，对长期从事脑力劳动或体力劳动的男性，能有效补充脑部营养、增强体力。

拔罐疗法

取穴：肾俞、心俞、身柱、中极、神道穴

对局部皮肤进行常规消毒后，在肾俞、心俞、身柱这三穴采用刺络法，用三菱针点刺，然后用闪火法将火罐吸拔在点刺的穴位上，留罐5分钟；在中极、神道穴上采用留罐法，用闪火法将火罐吸拔在穴位上后，留罐5分钟，每日1次。

针刺疗法

取穴：次髎穴

患者取侧卧位，针刺次髎穴使针感达会阴部，上下提插，留针30分钟，中间行针3次，每日1次，10次为一个疗程。

足浴疗法

1. 黄柏苦参足浴方

原料：黄柏、苦参各15克。

制法：将黄柏和苦参一起放入锅中，加入适量清水浸泡10分钟，然后再煎熬取汁，将汁液倒入浴盆中，待水温适宜时浸泡双足，每晚1次，2日1剂。

功效：此法具有清热利湿的功效。

2. 枸杞足浴方

原料：枸杞120克，胡麻籽20克，韭菜籽10克，盐适量。

制法：将上述药材放入锅中，加水煎熬取汁，将汁液倒入浴盆中浴足，每晚1次，每次30分钟。

3. 胡桃核足浴方

原料：胡桃核、薏米仁、芡实各15克。

制法：将上述药材放入锅中，加入适量清水煎熬取汁，将汁液倒入浴盆中浸泡双脚。每晚1次，每次30分钟。

4. 五倍子足浴方

原料：五倍子30克，菟丝子、小茴香各10克。

制法：将上述药材放入锅中，加入适量清水煎熬取汁，将汁液倒入浴盆中，待水温适宜时浸泡双脚，每晚1次，每次30分钟。

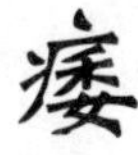

阳痿

阳痿是指青壮年男子在性功能未衰退期出现阴茎不能勃起或勃而不坚、坚而不久，影响正常性生活者。此病多为功能性病变，器质性病变较为少见。中医认为本病与心、肝、脾、肾四脏功能有关，此外精神因素和心理因素也会导致此病的发生。

症状：阴茎不能完全勃起或者勃起不坚。

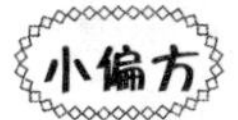

1. 蜈蚣方壮阳起痿

原料：蜈蚣20克。

制法：将蜈蚣晒干，研成粉末状，每次空腹用白酒送服0.5克，每日早晚各1次。

蜈蚣性味辛温，有毒，归肝经。具有熄风止痉、攻毒散结、通络止痛的功效。适用于多种原因引起的阳痿、骨髓炎、痉挛抽搐、顽固性头痛、偏头痛等病症。

2. 椰子饭补虚损、壮筋骨

原料：椰子肉、鸡肉块、糯米各适量。

制法：先将糯米用水泡好，将椰子肉切成小块，与糯米、鸡肉块加水蒸熟，每日食用1次。

功效：椰子含有糖类、脂肪、蛋白质、维生素B族、维生素C及微量元素钾、镁等，能够有效地补充人体的营养成分，提高机体的抗病能力。

3. 麻雀蛋方用治肾虚阳痿不举

原料：麻雀蛋6个。

制法：先将麻雀蛋蒸熟，剥去皮，蘸着盐食用，每日2次，每次3个。

功效：麻雀蛋，又名雀蛋，味甘、咸，性温，含蛋白质、脂肪、无机盐，蛋黄中也含丰富的胆固醇，具有补肾阳、益精血，提高精液质量、增强精子活力的功效，主治精血亏虚、头晕眩晕、阳痿遗精、闭经不孕、白带清稀量多、小便清长等症。

4. 苦瓜子方壮阳填精

原料：苦瓜子9克。

制法：将苦瓜籽炒熟研成细末，用黄酒送服，每日3次。

功效：苦瓜子味苦、甘，性温，具有温补肾阳的功效，主治肾阳不足、小便频数、遗尿、遗精、阳痿等症。

拔罐疗法

1. 取穴：命门、中极、脾俞、足三里穴

患者取坐位，采用留罐法，用闪火法将中号火罐吸拔在穴位上，留罐10分钟，每日1次。

此法主要治疗心脾亏损型阳痿患者。

2. 取穴：肝俞、中极、心俞、阳陵泉穴

患者取坐位，采用留罐法，用闪火法将中号火罐吸拔在穴位上，留罐 10 分钟，每日 1 次。

此法主要治疗七情所伤型阳痿患者。

3. 取穴：关元、命门、肾俞、三阴交穴

患者取坐位，采用留罐法用投火法将中号火罐吸拔在穴位上，留罐 10 分钟，每日 1 次。

此法主要治疗命门火衰型阳痿患者。

4. 取穴：涌泉穴

用手掌交换摩擦双足足底 100 次，以足底发热为宜，

此法有补肾益精、壮阳疗萎的功效。

5. 取穴：涌泉、大赫、命门、长强、肾俞穴

用捏按法捏按涌泉、大赫、长强、肾俞穴穴各 50 次；以摩法摩涌泉、大赫、命门穴各 50 次左右；用叩法叩涌泉穴和命门穴；用搓揉法搓揉涌泉穴。

此法具有温经散寒、疏通阳气的功效。

艾灸疗法

取穴：命门穴

此穴采用艾柱瘢痕灸法，灸疮愈合后再进行下一次，连续进行三次为一个疗程。

足浴疗法

1. 钩藤柴胡足浴方

原料：钩藤 30 克，柴胡 10 克。

制法：将上述药材放入锅中，加入适量清水浸泡 10 分钟，然后煎药取汁，将汁液倒入浴盆中，待水温适宜时浸泡双脚，每日 1 次。

功效：此方具有疏肝解郁的功效。

2. 丁香菖蒲足浴方

原料：丁香、菖蒲、远志、蛇床子、黑附子、紫梢花、木鳖子各60克，樟脑45克。

制法：将上述药材洗干净研成细末，然后装瓶备用。每次取20克加水煎熬取汁，将药水倒入盆中，先清洗阴囊，然后再浴足，每日2次，每次30分钟。

功效：此方具有温经祛湿、壮阳举痿的功效。

3. 杜仲锁阳足浴方

原料：杜仲50克，锁阳、桂枝、枸杞、桑寄生各30克。

制法：将上述药材放入锅中，加入适量清水煎熬取汁，将汁液倒入浴盆中，每晚1次，2日1剂。

功效：此方具有温补肾阳的功效。

阴囊湿疹

阴囊湿疹是发生在男性会阴部的一种过敏性皮肤病，是男科的常见病。中医认为本病是肾气虚弱、湿热下注、风邪侵袭所致，当以清热泻肝、燥湿祛风、止痒为主。

症状：患处皮肤潮红、增生肥厚、瘙痒疼痛等。

小偏方

1. 土豆汁补脾益气

原料：土豆适量。

制法：将土豆洗干净去皮，将其榨成汁搽患处。

功效：土豆汁味甘，性平，具有补脾益气、缓急止痛、通利大便的功效。

2. 香蕉方清热祛湿

原料：熟香蕉1根。

制法：用香蕉擦患处。

功效：此方具有清热祛湿、消肿止痒的功效。

3. 甘草汤清热解毒

原料：甘草适量。

制法：将甘草加水煎成汤，用其清洗患处，每日3次。

功效：甘草具有清热解毒、补脾益气、祛痰止咳、缓急止痛、调和诸药的功效。

4. 蛇床子清洗方清热止痒

原料：蛇床子、苦参、皂矾各22克。

制法：将蛇床子、苦参加水煎煮，去渣取汁，加入皂矾，待其溶化，坐浴清洗阴部，每日2次，1日1剂。

功效：蛇床子，别名野胡萝卜子，为伞形科植物蛇床的干燥成熟果实。夏秋两季果实成熟时采收，除掉杂质，然后再晒干。从古至今，中药“蛇床子”均被历代医家视为治疗皮肤病、瘙痒症的要药。

足浴疗法

1. 蛇床子足浴方

原料：蛇床子、苦参、皂矾各22克。

制法：将蛇床子和苦参放入锅中，加入适量水煎熬取汁，将汁液和皂矾倒入浴盆中，先清洗阴部，然后再浴足，每日2次，每次30分钟。

功效：此方具有清热止痒的功效。

2. 威灵仙足浴方

原料：威灵仙、蛇床子、大黄、当归、苦参各15克，砂仁壳10克，葱头适量。

制法：将上述药材放入锅中，加入适量水煎熬取汁，将汁液倒入浴盆中，先坐浴，然后再浴足，每日2次，每次30分钟。

功效：此方具有活血祛风止痒的功效。

3. 干辣椒足浴方

原料：干辣椒20克，槐米30克。

制法：将上述药材放入锅中，加入适量水煎熬取汁，将汁液倒入浴盆中浴足，每日1次，每次30分钟。

附睾炎

附睾炎是男科的常见病，是指附睾受病菌感染而引发炎症。附睾炎有急性和慢性之分。

症状： 急性附睾炎主要表现为高热、阴囊肿痛、下腹部有牵扯痛等；慢性附睾炎主要表现为阴囊隐痛、胀坠感等。

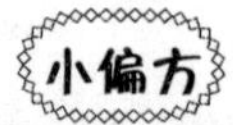

1. 丝瓜粥清暑凉血

原料：丝瓜1条，粳米50克。

制法：将丝瓜与粳米一起放在锅中，加入清水适量，煮成粥食用。每日1次。

丝瓜味甘，性凉，入肝、胃经，有清暑凉血、解毒通便、祛风化痰、润肌美容、通经络、行血脉、下乳汁、调理月经不顺等功效。

2. 生姜方清热解毒

原料：鲜生姜1片。

制法：先将患处洗干净，用生姜摩擦患处，以产生发热感为宜。

功效：此方对治疗阴囊痒痛、流黄水者效果颇佳。

3. 山楂方活血化瘀

原料：生山楂30克。

制法：将山楂放入锅中，加水适量煎熬，每日1剂，分3次服用。

功效：山楂具有活血化淤的作用，是血淤型痛经患者的食疗佳品。

4. 巴豆黄芩外敷方

原料：巴豆6克，黄芩、红花、姜黄、川楝子各5克，朱砂3克，蜂蜜适量。

制法：将上述药材研成细末，用筛子过滤，加入蜂蜜调成糊状，用其外敷，每日1次。

功效：此方具有消炎止痛的功效。

前列腺炎

前列腺炎是男科常见的一种疾病，多见于青壮年。有急性和慢性之分，急性前列腺炎以膀胱刺激症状、会阴部疼痛为主要症状，多有恶寒发热、头痛乏力等症状；慢性前列腺炎以排尿延迟、滴出白色腺液为主要症状，多有腹部酸痛、小腹有坠胀感、性欲减退、遗精等症状。引起本病的原因有很多，其中饮酒过度为主要原因，此外房事不节、下元虚惫、手淫等也有可能导致此病的发生。

症状：尿频、尿急、尿痛、早泄、遗精、失眠、头晕、记忆力下降等。

小偏方

1. 吴茱萸方温阳散结

原料：吴茱萸60克，酒和醋各适量。

制法：先将吴茱萸研成细末状，再加入酒和醋调成糊状，将其敷在中极穴和会阴穴，外用胶布固定，每天1次。

功效：吴茱萸具有活血化瘀、助阳止泻、软坚散结的功效，中极穴和会阴穴具有补肾健身的功效，因此此方对治疗前列腺炎有很好的疗效。

2. 南瓜子方生津止泻

原料：南瓜子、黑芝麻、花生各30克。

制法：将上述食材一起放入锅中文火炒熟。每日食用1次。

功效：南瓜子富含锌，对预防和改善男子前列腺疾症具有很好的药用功效。研究发现“前列腺”病变主要是由于前列腺内含锌量减少之故。因此经常吃南瓜子，就可以预防和改善前列腺症。

足浴疗法

白花蛇紫草方清热利湿

原料：白花蛇、紫草、鱼腥草、黄柏各15克，丹参、赤芍各10克。

制法：将上述药材加水浸泡20分钟后将其煮沸，去渣取汁，将汁液与1500毫升开水一起倒入浴盆中，先熏蒸肚脐处，待水温适宜时浸泡双脚。

刮痧疗法

取穴：关元、八髎、肾俞、神阙、三阴交穴

先轻刮关元、八髎、肾俞、三阴交穴，以出现痧痕为宜，然后再神阙穴上拔罐10分钟左右。每日1次。

刮痧期间勿饮酒和食用辛辣刺激的食物，节制性生活。

针刺疗法

取穴：会阴穴

针刺此穴最好采用氦氖激光针灸仪，光线直径为50～125微米，末端输出功率为1.8毫瓦。对患者皮肤进行常规消毒后，用特制的空心针，将光针插入针心，左食指插入肛门为引导，从会阴穴刺入前列腺内，每日照射一次，每次20分钟，4次为一个疗程。

前列腺增生

前列腺增生又叫前列腺肥大，是指围绕后尿道的前列腺体增生压迫尿道而引起的症状。本病是逐渐发生的，在老年男性中较为常见，刚开始只是轻度肥大，对尿道的压迫并不严重，以后随着肥大的增加，会逐渐压迫尿道，排尿时有不适感，严重的还会引起肾功能衰退和尿毒症等疾病。

症状：尿频、尿急、排尿困难、肾积水、肾功能减退等

小偏方

1. 南瓜子方活血化瘀

原料：南瓜子 100 克。

制法：将南瓜子炒熟，连外壳一起服用。

功效：南瓜味甘，性温，入脾，胃经，具有补中益气、消炎止痛、解毒杀虫、降糖止渴的功效。

2. 大葱方用治前列腺炎

原料：生葱 250 克，酒适量。

制法：将生葱洗干净切碎，放入锅中用酒炒，将其放入布袋内，推擦小腹。

功效：葱含有具有刺激性气味的挥发油和辣素，并有较强的杀菌作用，可以刺激消化液的分泌，增进食欲。挥发性辣素通过汗腺、呼吸道、泌尿系统排出时还能轻微刺激相关腺体的分泌，从而起到发汗、祛痰、利尿作用。

3. 栀子方清热利尿

原料：栀子 3 个，蒜 1 个。

制法：将栀子和蒜放入碗中，加入少许盐捣烂，将其贴在肚脐上。

功效：栀子具有泻火除烦、清热利尿、凉血解毒的功效。

4. 茅根粳米粥治疗瘀积内阻型前列腺增生

原料：白茅根、粳米各50克，赤小豆30克。

制法：将白茅根洗干净，切成段放入锅中，加入清水适量，煎熬10分钟后，去渣取汁；将赤小豆和粳米洗干净，和白茅根汁液一起放入锅中，再加入适量清水煎熬成粥即可食用。

功效：此方具有清热利尿、通淋化瘀的功效。

5. 猪瘦肉方主治肾阴亏损型前列腺增生

原料：猪瘦肉、银耳各50克，黄酒、葱、姜、食盐、味精各适量。

制法：将银耳放入碗中，加入清水浸泡，使其泡发；将猪瘦肉洗干净，切成片，和发后的银耳、黄酒、葱、姜、食盐、味精一起放入锅中，隔水清蒸30分钟后食用。

功效：此方具有滋阴补肾、化气利尿的功效。

6. 河虾方治疗肾阳虚寒型前列腺增生

原料：鲜活河虾、韭菜各50克，黄酒、食盐、味精各适量。

制法：将活河虾和韭菜洗干净，将韭菜切成小段，然后与河虾一起放入锅中炒热，加入黄酒、食盐、味精调味。

功效：此方具有温补肾阳、化气利尿的功效。

7. 山药粳米粥主治中气不足型前列腺增生

原料：山药、粳米各50克。

制法：将山药洗干净，切成块放入锅中，加入适量清水，然后将粳米加入其中煮成粥食用。

功效：此方具有补中益气的功效。

不育

不育是对于男性而言的，男子不育是指夫妻同居两年以上，为采取避孕措施，且另一方身体正常，因男方因素而不能生育者。导致男方不育的原因有很多，精子数量、质量较差，性功能障碍、生殖器病变等都有可能导致男性不育。

症状：男子因为某种原因不能生育者。

小偏方

1. 枸杞方补肾益精

原料：枸杞15克。

制法：将枸杞嚼碎咽下，每晚一次，1个月为一个疗程。

功效：枸杞具有滋补肝肾、益精明目的作用，对治疗不育、阳痿、遗精、虚痨精亏等病症具有很好的疗效。

2. 黄芪猪肉汤养血补气

原料：瘦猪肉500克，黄芪3钱，大枣25枚，当归、枸杞若干，味精、盐适量。

制法：将猪肉洗干净，切成小块，黄芪、当归、枸杞、大枣洗净，与猪肉同入砂锅，加水适量烧沸，后用文火慢炖，至肉熟烂时，加入味精、盐调味即成。

功效：黄芪具有益气固表、利水消肿、脱毒、生肌、补气、养血、益中的功效，适用于气虚、自汗、盗汗、血虚、血痹、浮肿、痈疽不溃或溃久不敛等症。

3. 鹿角粳米粥治疗不育有奇效

原料：粳米100克，鹿角胶15克，姜米、精盐少许。

制法：将粳米加水煮成粥，粥熟后加鹿角胶，再加入姜米、精盐少许。

鹿角胶味甘、咸，性温，能温补肝肾、益精血、止血，主治肾阳虚衰、精血不足、虚弱消瘦、虚寒性吐血、崩漏、尿血等症。

4. 鳖肉银耳汤治疗不育见效快

原料：鳖1只，银耳15克，盐、姜少许。

制法：将鳖宰杀洗净、切块，将银耳水发，与鳖肉、姜同炖，熟后加盐调味。食鳖肉、银耳并饮汤，每日1剂。

功效：此方具有滋阴降火的功效，适用于精液不液化所致的不育症。

足浴疗法

1. 枸杞地黄浴足方

原料：枸杞20克，熟地黄30克，当归20克。

制法：将上述药材加清水浸泡30分钟，再加入2000毫升水，煮沸20分钟，去渣取汁，将药液倒入盆中浴足。每日1剂，1日2次。

2. 白果仁龙眼肉浴足方

原料：白果仁、龙眼肉、松子仁、莲子肉各20克。

制法：将上述药材加清水浸泡30分钟，再加入2000毫升水，煮沸20分钟，去渣取汁，将药液倒入盆中浴足。每日1剂，1日2次。

拔罐疗法

1. 取穴：命门、肾俞、关元穴

患者取坐位，采用留罐法，用闪火法将中号火罐吸拔在穴位上后，留罐10分钟，每日1次。

此法主要治疗肾阳不足型不育。

2. 取穴：肾俞、气海、足三里穴

患者取坐位，采用留罐法，用闪火法将中号火罐吸拔在穴位上后，留罐10分钟，每日1次。

此法主要治疗肾阴虚型不育。

3. 取穴：关元、脾俞、膈俞、气海、足三里、三阴交穴

患者取坐位，采用留罐法，双侧穴位交替使用，用闪火法将中号火罐吸拔在穴位上后，留罐10分钟，每日1次。

此法主要治疗气血两虚型不育。

part V

儿科小偏方：让孩子健康成长

小儿感冒

感冒在小儿中最为常见，多由外感风寒、风热引起。一年四季皆可发生，因为冬季多风寒，春季多风热，所以在冬春季节更为常见。因此治疗小儿感冒应以疏风散寒、宣肺清热为主。

症状： 发热、怕冷、咳嗽、流涕、鼻塞等。

小偏方

1. 明矾方治疗小儿感冒咳嗽

原料：生明矾30克，米醋适量。

制法：将生明矾研成细末，加入米醋调成糊状，用其敷贴脚心。

功效：明矾味涩，性凉，入肺、脾、胃、大肠经。有消痰、燥湿、止泻、止血、解毒、杀虫的功效，主治喉痹、肝炎、黄疸、黄肿、胃及十二指肠溃疡、口舌生疮、疮痔疥癣等症。

2. 荞面饼治疗小儿感冒鼻塞

原料：荞麦面、生姜各适量。

制法：先将生姜捣碎取汁，用生姜汁与荞麦面制作成饼片贴敷在囟门上。

功效：荞麦性味甘平，有健脾益气、开胃宽肠、消食化滞的功效，有“消炎粮食”的美称。因为荞麦中含有黄酮成分，因此荞麦具有抗菌、消炎、止咳、平喘、祛痰的作用。

3. 麻黄方主治风寒感冒

原料：麻黄、苏叶、葱白、白芷、姜汁各等量。

制法：先将葱白捣成泥，然后将麻黄、苏叶、白芷研成粉末，将姜汁加入其中调匀敷在脐上。

功效：此方具有疏风解表、发散风寒的功效。

4. 芥末面治疗小儿感冒、发烧

原料：芥末面适量。

制法：将芥末面用开水冲调，然后取一张宣纸，对折，将调好的芥末面糊摊在其中一半宣纸上，然后对折宣纸。在纸微温的情况下，将其敷在喉部、胸背处，当病人背部有很热而且刺痒的感觉时即可揭下，每日临睡前做一次。

功效：此方具有很好的止咳、祛痰、散寒的功效。

5. 葱头方治疗婴儿感冒发热

原料：葱头7个，淡豆豉7粒，姜适量。

制法：将上述食材捣烂，放入锅中蒸热，然后将其摊在布上，趁热敷贴在婴儿囟门上。

功效：豆豉味苦，性寒，入肺经，具有疏散宣透之性，既能透散表邪，又能宣散郁热，发汗之力颇为平稳，有发汗不伤阴之说。《名医别录》中记载豆豉："主伤寒头痛寒热，瘴气恶毒。"因此常用豆豉治疗外感初起，症见恶寒发热、无汗、头痛、鼻塞等症。

按摩疗法

原料：雷丸60克，防风、甘草各30克，桔梗15克，豚脂700克。

制法：雷丸、防风、甘草、桔梗切成豆大的小片，将豚脂熬热，加入上述药材，文火煮半小时，去渣取汁，待汁液冷却成膏状时将其涂擦在手心，在小儿手心逆时针按摩80圈左右，也可将药膏涂在小儿囟门。

小儿发热

由于婴儿发育尚未完全，体温调节中枢还未完善，因此很容易受外界刺激引起发热。引起小儿发热的原因有很多，可以由病毒、细菌等感染引起，也可能由内分泌代谢障碍、体温调节中枢异常等引起。中医认为小儿发热应以疏风解表、宣肺清热为主。

症状：发热不退、多饮、多尿、少汗、口渴等。

小偏方

1. 黄瓜叶退烧方

原料：鲜黄瓜叶1000克，白糖500克。

制法：将黄瓜叶洗干净，放入锅中加清水适量，煎煮1小时后去渣取汁，再将汁液文火煮至水垫锅底，待其冷却后加入白糖调匀，晒干，弄碎装入瓶中备用。每日3次，每次用开水冲服10克左右。

功效：黄瓜叶具有清热、利水、除湿、滑肠、镇痛等作用。

2. 芦根竹叶汁主治高烧不退

原料：鲜芦根100克，鲜竹叶50克。

制法：将上述食材加入清水适量煎熬服用。

功效：芦根味甘，性寒，归肺、胃经，具有清热、生津、除烦、止呕功效，主治热病烦渴、胃热呕吐、噎膈、反胃、肺痿等症。

3. 西瓜皮方清热凉血

原料：西瓜皮100克，白茅根30克。

制法：将西瓜皮和白茅根用水煎服，每日3次。

功效：西瓜皮中含有蜡质及糖、瓜氨酸等营养成分，可清暑解热、止渴、利小便，用于暑热烦渴、小便短赤、水肿、口舌生疮。

4. 柴胡方舒肝退热

原料：柴胡12克，野菊花10克。

制法：将柴胡和菊花用水煎服，每日 2 次。

功效：柴胡味苦，性微寒，归肝、胆经，有较佳的退热功效，常用于感冒发热、疟疾、胸胁胀痛、月经不调、子宫脱垂、脱肛等症。

5. 桑叶汁治疗小儿热病、烦渴

原料：桑叶、生蜜各适量。

制法：将生蜜均匀涂擦在桑叶上，放到阴凉地方晾干，再弄碎，用水煎服。

功效：桑叶味苦、甘，性寒，归肺、肝经，有疏散风热、清肺润燥功效，一种药物兼有清、润两种功效。世界上最早的药学专著《神农本草经》有记载："桑叶除寒热、出汗。"

6. 黄连牛黄粉清热解毒

原料：黄连粉和牛黄粉各适量。

制法：将黄连粉和牛黄粉搅拌均匀敷贴在肚脐上。

功效：黄连粉具有清热燥湿、泻火解毒的功效，主治呕吐、泻痢、黄疸、高热神昏、心火亢盛、心烦不寐、血热吐衄等症；牛黄具有清心、豁痰、开窍、凉肝、息风、解毒的功效，主治咽喉肿痛、口舌生疮、痈疽疔毒等症。

7. 绿豆饼外贴治疗小儿发烧

原料：绿豆 125 克，鸡蛋适量。

制法：将鸡蛋取清备用，将绿豆研成粉末，放入锅中炒热，将鸡蛋清加入其中，做成小饼贴在小儿的胸部，1 岁以下婴儿敷贴 15 分钟，1 岁以上敷贴 30 分钟左右。

功效：绿豆性凉，味甘，具有清热解毒、消暑除烦、止渴健胃等养生保健的功效，民间一直有喝绿豆汤消暑的习俗。

小儿咳嗽

小儿咳嗽是一种反射性动作，以此将呼吸道的异物或分泌物排出，阻止异物吸入，防止支气管分泌物的积聚，清除分泌物避免呼吸道继发感染。引起小儿咳嗽的原因有很多，炎症、异物、刺激性气体等都可能引起咳嗽。中医认为小儿未发育全，易受风寒热等外邪侵蚀，因而小儿外感咳嗽最为多见。

症状：咳嗽不停。

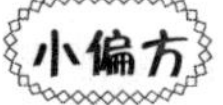

1. 蒸梨治疗小儿初期咳嗽

原料：梨1个，麻黄5克。

制法：先将麻黄研成细末，再将梨洗干净后挖去梨核，将麻黄放入梨心，入锅中蒸熟即可。每日2次，每次1个。

功效：生梨有生津止渴、润燥化痰、润肺止咳、滋阴清热的功效，主治咽喉干燥痒痛、干咳、烦渴、潮热等阴虚之症。熟梨则有滋阴润肺、止咳祛痰、平喘之功效。

2. 柿饼罗汉果汤清肺热、止咳嗽

原料：柿饼3个，罗汉果半个，冰糖少许。

制法：将柿饼和罗汉果放入锅中，加入清水适量煎煮，加入冰糖调味。

功效：罗汉果味甘，性凉，归肺、大肠经，有润肺止咳、生津止渴的功效，适用于肺热或肺燥咳嗽，百日咳及暑热伤津口渴等，此外还有润肠通便的功效。

3. 枇杷叶粥清肺化痰

原料：枇杷叶15克，粳米100克，冰糖适量。

制法：将枇杷叶洗干净，放入锅中加水煎熬，去渣取汁，将汁液与粳米、冰糖一起煮成粥食用，每日2次。

功效：此方适用于咳嗽痰多、呕吐者。

4. 蒜汁治疗小儿久咳不愈

原料：大蒜20克，蜂蜜15克。

制法：将大蒜去皮捣烂，放入碗中用开水浸泡，晾干后放入锅中蒸20分钟，挤出汁液，兑入蜂蜜饮用。

功效：此方具有止咳祛痰的功效。

5. 杏仁汤治疗咳嗽引起的气喘、气促

原料：杏仁15克，冰糖30克。

制法：将杏仁和冰糖放入锅中，加水煎熬成汤。每日早晚各一次。

功效：此方有补肺虚、止咳喘的功效。

6. 桑叶菊花汤宣肺止咳

原料：桑叶、菊花、杏仁各适量。

制法：将上述食材放入锅中，加入适量清水煎熬，加入白糖调味。

功效：菊花具有杀菌消炎的功效，多喝菊花茶能够帮助人体对抗多重病毒、细菌。

拔罐疗法

1. 取穴：身柱穴

采用留罐法，将火罐吸拔在穴位上后，留罐10分钟。

2. 取穴：风门、身柱、肺俞、气户穴

采用留罐法，将火罐吸拔在穴位上后，留罐10分钟。每日1次。

3. 取穴：气海、关元、脾俞、肺俞、足三里穴

患者取坐位，采用留罐法，将火罐吸拔在穴位上后，留罐5分钟，每日1次。

4. 取穴：肺俞、膈俞、身柱、风门、大椎、膻中穴

患者取坐位，采用留罐法，将火罐吸拔在穴位上后，留罐10分钟，每日1次。

针刺疗法

取穴：肺俞穴

风热者加风池穴，久咳者加肾俞穴，吐痰不利者加丰隆穴，阴虚咳嗽者加太溪穴。

对局部皮肤进行常规消毒后，以0.5寸针直刺，不留针。

小儿哮喘

小儿哮喘是一种严重危害儿童身体健康的常见慢性呼吸道疾病，表现为反复发作性咳嗽，喘鸣和呼吸困难，多在夜间或清晨发病，且经常反复发病，严重影响了患儿的学习、生活及活动，甚至部分患儿完全丧失体力活动能力。

症状：痉挛性咳嗽、烦躁不安、哮鸣、呼吸困难、心力衰竭、水肿、肺炎等。

小偏方

1. 白萝卜方治疗胸闷气喘

原料：鲜白萝卜250克，猪肺适量。

制法：将鲜白萝卜和猪肺洗干净，一起煎熬煮成汤服用。

功效：此方有补肺降逆、顺气定喘的功效。

2. 葶苈子方治疗哮喘见效快

原料：萝卜250克，葶苈子30克，蜂蜜适量。

制法：将萝卜洗干净，将葶苈子用布包好和萝卜一起煮，待萝卜熟后将葶苈子去掉，加入蜂蜜调味。

功效：此方具有利肺降逆、补肺定喘的功效。

3. 白果肉方止咳定喘

原料：白果肉3~5枚，鸡蛋1个。

制法：将白果肉研成细末，在鸡蛋一头打一小孔，将白果放入鸡蛋中，然后用纸封好，炖煮食用，每天食用1个蛋。

功效：白果味甘、苦、涩，性平，归肺、肾经，具有敛肺气、定喘嗽、缩小便、止带浊的功效。

4. 干地龙方治疗过敏性哮喘

原料：干地龙50克，麻油500克，蜂蜜适量。

制法：将麻油煎沸后将地龙放入其中炸焦，去渣取油，加入蜂蜜调味，每次食用5毫升。

功效：此方有润肺抗过敏的功效。

5. 米醋方治疗寒性哮喘

原料：鸡蛋2个，米醋适量。

制法：将鸡蛋煮熟去除外壳，放入米醋中浸泡，每日2次，每次食用1个。

功效：此方具有宣肺散寒、化痰平喘的功效。

6. 绿茶方治疗热性哮喘

原料：绿茶10克，鸡蛋2个。

制法：将绿茶用沸水冲好，将鸡蛋煮熟去壳，然后将鸡蛋放入茶水中浸泡2小时后食用鸡蛋。

功效：此方具有清肺化痰平喘的功效。

小儿肺炎

肺炎是指肺泡发炎，分泌物固性渗出物充塞在肺泡内及细胞器官的一种疾病。肺炎多由细菌或病毒引起，支气管肺炎是小儿最为常见的一种肺炎，多为上呼吸道感染和支气管炎蔓延所致，在冬春寒冷季节和气候骤变时最为多见。

症状：高热、咳嗽、面红、胸痛、痉挛、下痢、呼吸困难等。

小偏方

1. 牛奶饮用于小儿肺炎恢复期

原料：鲜牛奶 250 克，白糖适量。

制法：将鲜牛奶煮开后，加入白糖调味。

功效：牛奶的营养成分很高，保健功效显著，牛奶中的矿物质种类也非常丰富，除了我们所熟知的钙以外，磷、铁、锌、铜、锰、钼的含量都很多。

2. 栀子方解毒散寒

原料：栀子 30 克，细辛、没药各 15 克，雄黄 9 克。

制法：将上述药材用醋调匀，敷贴在胸部，保持敷药湿润，每日 1 次。

功效：雄黄具有燥湿、祛痰、杀虫、解毒的功效，主治痈疽疔疮、喉风喉痹、疥癣、湿毒疮、痔疮、哮喘等症。

3. 淡豆豉方治疗风寒闭肺型小儿肺炎

原料：淡豆豉 15 克，葱须 30 克，黄酒 20 毫升。

制法：将豆豉放入锅中，加水 1 小碗，煎煮 10 分钟后加入葱须再煮 5 分钟，最后再调入黄酒。

功效：淡豆豉具有解肌发表、宣郁除烦的功效。

4. 女贞叶汤治疗感染性肺炎

原料：鲜女贞叶500克。

制法：将女贞叶放入锅中，加入清水500毫升煎至200毫升。每日4次，每次服用6毫升。

功效：女贞叶味苦，性凉，具有清热明目、解毒散瘀、消肿止咳的功能，主治肺热咳嗽、头目昏痛、风热赤眼、口舌生疮、牙龈肿痛、疮肿溃烂、水火烫伤等症。

拔罐疗法

1. 取穴：肩胛骨下部

患者取坐位，采用留罐法，用闪火法将火罐吸拔在穴位上后，留罐10分钟，每日1次，5次为一个疗程。

2. 取穴：身柱、大椎、曲池、定喘、膏肓、肺俞穴

采用留罐法，用闪火法将火罐吸拔在穴位上后，留罐10分钟，每日1次，5次为一个疗程。

艾灸疗法

取穴：肺俞、大椎、身柱、定喘、膻中穴

采用艾柱隔姜灸法，每次选取2穴，将鲜姜片放在穴位上，上面放置黄豆大小的艾柱，将其点燃。每次每穴灸4壮，隔日1次，7次为一个疗程。

小儿呕吐

呕吐是胃内容物反入食管，经口吐出的一种反射动作。由于小儿身体发育不全，肠胃功能还不稳定，加之小儿饮食不知节制，易食生冷、不洁之物，损伤脾胃，升降失调而发生呕吐。呕吐是小儿时期常见的症状之一，如得不到及时正确的治疗则会影响患儿营养物质的摄入，严重者则引起脱水和电解质紊乱。

症状：呕吐、厌食、消瘦等。

小偏方

1. 白萝卜蜂蜜方治疗伤食型呕吐

原料：鲜白萝卜500克，蜂蜜150克。

制法：将萝卜洗干净切成小块，将其放在沸水中煮沸后捞出控干，晾晒半天，再放入锅中加入蜂蜜，小火煮沸，每日饭后食用。

功效：白萝卜对治疗食积腹胀、消化不良、恶心呕吐、泛吐酸水、慢性痢疾有很好的疗效。

2. 生姜汁止呕方

原料：生姜、红糖、醋各适量。

制法：将生姜洗干净切成片，放入醋中浸泡一天，食用时用开水冲泡姜片，加入红糖调味。

生姜具有止恶心、止呕吐的作用，有研究证明，生姜干粉对治疗头痛、眩晕、恶心、呕吐等症状有明显的效果，因此而有“呕家圣药”之誉。

3. 小米粥治疗暑热吐泻

原料：小米100克，鲜嫩黄瓜300克，生姜10克，精盐2克。

制法：先将黄瓜去除皮和瓤，洗干净切成片；将大米和姜洗干净，并将姜切成片状，将大米和姜放入锅中，加入1000毫升清水，待米烂时下入黄瓜片，煮至汤稠时加入食盐调味食用。

功效：小米富含维生素 B_1、维生素 B_2 等，具有防止消化不良、反胃、呕吐、口角生疮的功能。它还具有滋阴养血的功能，可以使产妇虚寒的体质得到调养，帮助她们恢复体力。

按摩疗法

（1）患儿取坐位，家长一手固定患儿头部，用另一手食指、中指自上向下直推颈后发际正中至大椎处 100 次左右。

（2）患儿取仰卧，家长以中指按后揉中脘穴 1 分钟。

（3）患儿取俯卧位，家长用拇指、食指、中指，捏拿脾俞、胃俞穴处肌肉，每穴 20 次，然后以拇指再按揉各穴 2 分钟。

足浴疗法

1. 蓖麻泥主治热性呕吐

原料：蓖麻子 30 克。

制法：将蓖麻子捣烂成泥，敷在涌泉穴上，外用胶布固定，每日 1 次。

功效：此方具有清热止呕的作用。

2. 明矾方对症治疗中毒性呕吐

原料：明矾、面粉、陈醋各适量。

制法：将明矾和面粉加入陈醋调成糊状，敷在涌泉穴上，外用布包扎固定。

功效：此方具有化痰止呕的功效。

小儿腹泻

小儿腹泻，表现为小儿大便稀薄，排便次数明显增多，是儿科的常见疾病，在夏秋季节最为常见。引起小儿腹泻的原因有很多，一般把小儿腹泻分为风寒型腹泻、湿热型腹泻、脾虚型腹泻、伤食型腹泻四类。

症状：腹泻、腹痛、脘腹胀满、食欲不振、泄泻清稀、粪便酸臭、小便短黄、舌淡苔白、面黄肌瘦等。

小偏方

1. 绿豆饼消暑利水方

原料：绿豆粉9克，鸡蛋1个。

制法：去除鸡蛋清，将其与绿豆粉调匀制成饼，敷贴在小儿足心。

功效：此方主治小儿夏季上吐下泻。

2. 大米胡椒饼治疗消化不良型腹泻

原料：熟大米15克，胡椒粉1克。

制法：将刚蒸熟的米饭制成薄饼，将胡椒粉放在饼的中央，待饼温适宜时，将饼敷贴在小儿的肚脐上，外用胶布规定，5小时候去除。

3. 苹果泥治疗良性腹泻、口渴

原料：苹果1个。

制法：将苹果洗干净切成薄片，放入锅中蒸好，捣烂成泥食用。

功效：苹果中含有较细的纤维和果胶鞣酸，其纤维对肠道刺激小，果胶鞣酸又具有吸附和收敛的作用，因此对治疗小儿腹泻有很好的效果。

4. 大蒜泥治疗婴儿腹泻

原料：去皮大蒜头1个。

制法：将大蒜用小火烧烤，使其里面烧软、烧熟，然后将其捣碎给婴儿食用。

功效：大蒜具有温中消食、行滞气、暖脾胃、消积、解毒、杀虫的功效，主治饮食积滞、脘腹冷痛、水肿胀满、泄泻、痢疾等病症。

5. 石榴皮煮水治疗小儿久泻

原料：石榴皮8克。

制法：将石榴皮加水煎熬服用。

功效：石榴皮具有涩肠止遗、止血止带、杀虫敛疮的功效，主治久泻久痢、滑泄漏精、肠风下血、虫积腹痛、疮疡等症。

6. 胡萝卜汁治疗婴儿腹泻

原料：胡萝卜100克。

制法：将胡萝卜煮熟，挤出汁液，加入一杯水和少许红糖，每次喂2小勺。

功效：胡萝卜营养价值丰富，胡萝卜中的胡萝卜素、核酸物质、双歧因子等，可以有效保护肠黏膜，并能增殖肠道内的有益菌群，有效治疗小儿腹泻。

拔罐疗法

1. 取穴：脾俞、气海、中脘穴

患者取坐位，采用留罐法，用闪火法将中号火罐吸拔在穴位上后，留罐10分钟，每日1次。

此法主要治疗脾虚型小儿腹泻。

2. 取穴：天枢、足三里穴

患者取坐位，采用留罐法，用闪火法将中号火罐吸拔在穴位上后，留罐10分钟，每日1次。

此法主要治疗伤湿型小儿腹泻。

3. 取穴：肾俞、脾俞、大肠俞、足三里穴

患者取坐位，采用留罐法，用闪火法将中号火罐吸拔在穴位上后，留罐10分钟，每日1次。

此法主要治疗脾肾阳虚型小儿腹泻。

4. 取穴：肺俞、脾俞、膻中、神阙、建里穴

肺俞穴采用闪罐法，将火罐吸拔在穴位上，反复吸拔 10 次左右；其余采用留罐法，将中号火罐吸拔在穴位上后，留罐 10 分钟，每日 1 次。

此法主要治疗风寒型小儿腹泻。

针刺疗法

取穴：神阙穴

患者取平卧位，对局部皮肤进行常规消毒后，进针 7 分钟左右，平补平泻，捻转 6 次左右，不留针。

艾灸疗法

取穴：足三里、中脘穴、天枢穴

呕吐者加内关穴，发热者加合谷穴，积滞者加四缝。

用针后灸法，采取快速进针法，不留针。针后用艾条雀啄灸，以局部皮肤稍红润为宜。每月 1 次，3 次为一个疗程。

小儿流涎

小儿流涎又称小儿流口水、小儿滞颐，是指小儿口涎不自觉地从口中流出来，在 3 岁以下的小儿中最为多见。

症状：口涎经常不自觉流出。

小偏方

1. 泥鳅末治疗小儿流涎

原料：泥鳅、黄酒各适量。

制法：将泥鳅去除内脏，烘干研成细末，每日用黄酒送服 2 次。

功效：泥鳅性平，味甘，具有暖脾胃、祛湿、疗痔、壮阳、抗菌、消炎、止虚汗、补中益气、强精补血之功效。

2. 白术方健脾益气

原料：白术10克，白糖适量。

制法：将白术研成末，加入适量清水煎熬，去渣取汁，加入白糖调味，每日1剂。

功效：白术具有健脾益气、燥湿利水、止汗、安胎的功效，主治小儿流涎、脾虚食少、腹胀泄泻、痰饮眩悸、水肿、自汗、胎动不安等症。

3. 天南星方敷足心治疗小儿流涎

原料：天南星50克，醋适量。

制法：将天南星研成细末，加入醋调成糊状，用此敷贴足心，外面用布固定，每晚敷12小时。

功效：天南星味苦、辛，性温，归肺、肝、脾经，具有辛开苦泄、温燥化痰、祛风止痉的功效，主治小儿流涎、顽痰咳嗽、风痰眩晕、中风痰壅、口眼歪斜、惊风、破伤风等症。生用外治痈肿，蛇虫咬伤。

4. 滑石方治疗久治不愈型流涎

原料：滑石、白糖各适量。

制法：将滑石和白糖混合，用开水冲服，每次服用4克左右。

功效：滑石有清热、渗湿、利窍的功效，主治小儿流涎、暑热烦渴、小便不利、水泻、淋病、水肿、衄血等症。

足浴疗法

1. 明矾方专治脾虚流涎

原料：明矾20克。

制法：将明矾研成细末，放入开水中使其溶化，然后将明矾水倒入浴盆中，加入适量温水浴足，每日1次，每次20分钟。

功效：此方具有收敛健脾的功效。

2. **桂枝方治疗脾胃虚寒型流涎**

原料：桂枝30克，吴茱萸20克。

制法：将上述药材放入锅中，加入清水适量，煎煮20分钟后去渣取汁，将汁液倒入浴盆中，待水温适宜时浸泡双足，每晚一次。

功效：此方具有温脾散寒缩涎的功效。

小儿口疮

小儿口疮是指在口颊、舌边、上颚部位，出现白色溃烂小疮，并伴有红肿、疼痛、发热症状。其中口腔黏膜的口疮又叫鹅口疮，表现为口腔黏膜散布大小不等的乳白色假膜，多见于新生儿、久病体弱和营养不良的婴幼儿。引起本病的原因有很多，过食辛辣或刺激性食物、外感风热邪气、久病体虚等都可以引起口疮。

症状：口颊、舌边、上颚部位出现白色溃烂小疮，并伴有红肿、疼痛、发热等。

小偏方

1. **红糖外敷方排毒滋润**

原料：红糖适量。

制法：将红糖轻轻涂擦在患处。

功效：红糖味甘，性温，入脾经，具有益气补血、健脾暖胃、缓中止痛、活血化淤等功效。

2. **板蓝根方清热解毒**

原料：板蓝根20克，薄荷5克。

制法：将上述药材用水煎熬，取汁液擦洗患处，每日擦洗5次。

功效：板蓝根味苦，性寒，具有抗菌、抗病毒、清热解毒、凉血止血的功效，对口疮、流感、肺炎、肝炎、菌痢、胃肠炎等均有较好治疗作用。

3. 大黄方凉血解毒方

原料：生大黄20克。

制法：将生大黄放入杯中，加入沸水150毫升，加盖密封，10分钟后服用，每日2次。

功效：大黄有泻热通肠、逐瘀通经、凉血解毒的功效，常用于瘀血经闭、跌打损伤、湿热黄疸、实热便秘、积滞腹痛、肠痈腹痛、痈肿疔疮等病症的治疗。

4. 乌梅清洗方敛疮生肌

原料：乌梅炭、孩儿茶叶、枯矾各9克，冰片1.5克。

制法：除冰片外，将其余药研成细末，加入冰片调匀，装瓶备用。先将口腔溃疡面清洗干净，然后再将药粉均匀涂在疮面上，每日1次。

功效：孩儿茶味苦、涩，性微寒，具有清热、生津、化痰、敛疮、生血的功效，常用于水泻、肠黏膜炎、口腔破溃、湿疹、咳嗽、刀伤出血等症的治疗。

足浴疗法

1. 大黄绿豆足浴方

原料：生大黄9克，炒绿豆6克，丁香2克，米醋适量。

制法：将前三味药研成细末，加入米醋调成糊状敷在脚心涌泉穴，每日1次。

功效：此方具有清热解毒泻火的功效。

2. 吴萸细辛足浴方

原料：吴萸和细辛各3克，麦皮适量。

制法：将吴萸和细辛炒焦，研成细末，用筛子过滤，然后加入麦皮和温水制成小饼敷在足心涌泉穴，用布包扎固定，男左女右，次日早晨除去。

功效：此方具有清热解毒、敛疮生肌的功效。

3. 硝石寒食面足浴方

原料：硝石21克，寒食面15克。

制法：将上述药材研成细末，用新汲的水调成糊状，每晚睡觉前用此敷足心，外用布包扎固定，男左女右。

功效：此方具有清热泻火的功效。

小儿厌食症

小儿厌食是指小儿较长时间出现食欲减退、厌食的症状，引起小儿厌食的原因有很多，其中积食、挑食、缺钙、脾胃功能受损、环境改变等都可能引起此病的发生。中医认为此病应以健脾益胃、消食导滞为治，在治疗期间应少食油腻辛辣刺激食物，并多加锻炼。

症状：食欲不振、消瘦、头发无光、感冒发热等。

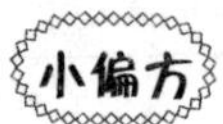

1. 番茄汁健脾开胃

原料：西红柿适量。

制法：将西红柿洗干净，用沸水浸泡，然后将其皮和籽去掉，用纱布挤出汁液，每日服用3次，每次70毫升左右。

功效：番茄汁味甘、酸，性凉，微寒，归肝、胃、肺经，具有生津止渴、健胃消食、清热解毒、凉血平肝、补血养血和增进食欲的功效，可治厌食、口渴、食欲不振等症。

2. 韭菜籽饼消食开胃方

原料：韭菜籽9克，面粉适量。

制法：将韭菜籽研成细末，加入面粉调匀制成饼，蒸熟服用，每日分3次服用。

功效：韭菜籽具有温补肝肾、壮阳固精、助阳防早泄、暖腰膝、消食开胃的作用。此方可以治疗小儿厌食伴有自汗、面白等症者。

3. 山药山楂方治疗小儿厌食有神效

原料：山药10克，山楂、白扁豆、鸡内金各5克，甘草4克。

制法：将上述药材用水煎沸15分钟，去渣取汁，再将渣加水煎熬20分钟，去渣取汁，将两次汁液混合服用，每日1剂。

功效：鸡内金味甘、性平，入脾、胃、膀胱经，含有胃激素、角蛋白、氨基酸等成分，有增加胃液分泌量和胃肠消化能力，具有健胃消食、化积排石、固摄缩尿、加快胃的排空速率等功效。主治食积胀满、呕吐反胃、泻痢、消渴、遗溺、牙疳口疮等症。

4. 蚕豆方主治脾胃不健所致的厌食症

原料：蚕豆500克，红糖适量。

制法：将蚕豆用清水浸泡一段时间后去壳晒干，再将其研成细末，每次用开水冲服40克左右，可加入红糖调味。

功效：蚕豆味甘，性平，入脾、胃经，有补中益气、健脾益胃、清热利湿、止血降压、涩精止带的功效，主治中气不足、倦怠少食、高血压等病症。

5. 大米方主治脾失健运所致的厌食症

原料：大米500克，南瓜1500克，红糖适量。

制法：将大米洗干净，加入清水适量，待煮至七八成熟时将其捞起；将南瓜洗干净，去除皮和瓤，切成块，用油和盐炒热；将大米放在炒过后的南瓜上，放在锅中加入适量红糖文火蒸熟。

功效：儿童得厌食症有的是因为缺锌所致，而经常吃南瓜有利于补锌。此外南瓜所含果胶还可以保护胃肠道黏膜，免受粗糙食品刺激，促进胆汁分泌，加强胃肠蠕动，帮助食物消化。

拔罐疗法

1. 取穴：足三里、中脘穴

原料：生姜30克，肉桂3克。

采用药罐法，先将生姜加水放入锅中煮，水沸10分钟后加入肉桂，再煮3分钟后，去渣取汁，将汁液倒入玻璃罐中，用闪火法将罐吸拔在穴位上，留罐5分钟，每日2次。

2. 取穴：章门、脾俞、足三里穴

患者取坐位，采用留罐法，用闪火法将火罐吸拔在穴位上，留罐10分钟，每日1次。

3. 取穴：内庭、胃俞、足三里穴

患者取坐位，采用留罐法，用闪火法将火罐吸拔在穴位上，留罐10分钟，每日1次。

4. 取穴：脾俞、胃俞、中脘、足三里穴

患者取坐位，采用留罐法，用闪火法将火罐吸拔在穴位上，留罐5分钟，每日1次。

针刺疗法

取穴：四缝穴

对局部皮肤进行常规消毒后，用一次性4号半针快速刺入两侧四缝穴约0.1寸，用拇指和食指对着针眼挤压，挤出黄白色黏液，清理干净后，再按压片刻。3天1次，7天为一个疗程。

小儿便秘

小儿便秘是指小儿出现大便干燥、坚硬、量少、排便困难等症状，饮水不足、喂养不当等原因都可能导致小儿便秘。

症状：大便干燥、坚硬、量少、排便困难等。

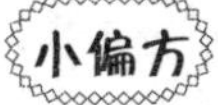

1. 雪梨罗汉果方润肠通便

原料：雪梨 500 克，罗汉果 300 克，蜂蜜 20 克，川贝适量。

制法：先将雪梨洗干净，去除皮和核，然后将其切成小块；再将罗汉果洗干净，剥去外壳，将冰糖砸成小块；将雪梨块、罗汉果和川贝母一起放在大碗中，加入冰糖、蜂蜜和适量水，拌匀，入锅蒸 1 小时即食用。

功效：此方具有清肺止咳、润肠通便、消痰降火、解除疮毒、清热镇静等功效。

2. 葡萄白薯方健胃消食

原料：白薯 500 克、葡萄干 100 克、白糖 250 克、食油 15 克、枸杞 10 克。

制法：首先将白薯洗干净，切成块，将其放入锅中炸成金黄色；其次将枸杞蒸熟；然后在锅中放入少许油，待油热后加入白糖，待其熬成金黄色能拔丝时，立即将刚炸好的白薯、枸杞、葡萄干倒入锅中，不断翻动，即可食用。

功效：此方具有助消化、帮助吸收养分、加速新陈代谢和促进肠胃蠕动的功效

3. 牛奶饮治疗小儿便秘疗效显著

原料：牛奶 200 克，蜂蜜 30 克，芝麻 20 克。

制作：先将芝麻洗干净晾干，用文火炸熟，然后将其研成细末，再将牛奶煮沸，冲入蜂蜜，最后将芝麻末放入调匀即可食用，每早空腹服用。

牛奶营养丰富，有益胃润燥的功效；蜂蜜味甘，性平，具有补中润肺、润肠解毒的功效；芝麻味甘、性平，具有补肝肾、益精血、润肠燥的功效。

4. 红薯粳米粥暖胃补血

原料：红薯（红皮黄心）250 克，粳米 60 克，白糖适量。

制法：将红薯洗干净去皮，切成小块，加水与粳米同煮成稀粥，待粥成时，加入白糖适量，再煮沸两次即成。

功效：红薯含碳水化合物、粗纤维、钙、磷、铁和维生素 A、维生素 C 等多种营养成分，具有补血、活血、暖胃的功效，常吃红薯对治疗小儿便秘有很好的疗效。

按摩疗法

取穴：气海、关元、水分、天枢穴

患者取仰卧位，按摩者先将双手搓热，在孩子肚脐周围顺时针按揉 2 分钟，然后再用拇指指腹点按气海、关元、水分、天枢穴 1 分钟，最后再轻轻按揉 2 分钟。

小儿遗尿

小儿遗尿，俗称“尿床”，是指小儿在睡眠中随意排尿的病症。此病多发生在 3 岁以上的小儿中，3 岁以下小儿遗尿属于正常现象，因为此时的孩子吸奶量大、控制力低，很容易出现尿床的现象。引起此病的原因有很多，如大脑发育不全、营养不良、排尿习惯未养成、精神过度疲劳、泌尿生殖器畸形、局部性刺激等都可以引发此病。小儿遗尿应该及早治疗，否则会影响小儿的发育和身心健康。

症状：睡眠中不自主排尿。

小偏方

1. 韭菜籽饼主治小儿肾气不充型遗尿

原料：韭菜籽、白面粉各适量。

制法：将韭菜籽研成细末，加入白面制成饼蒸熟食用。

功效：此方具有温肾壮阳的功效，对治疗小儿遗尿有很好的疗效。

2. 核桃肉蜂蜜方治疗小儿久咳所致的遗尿

原料：核桃肉 100 克，蜂蜜 15 克。

制法：将核桃肉放入锅内干炒至发焦，取出自然晾干，加入蜂蜜食用。

功效：此方具有定喘润肠、补肾温肺的功效。

3. 柿蒂方治疗小儿习惯性尿床

原料：柿蒂 12 克。

制法：将柿蒂用水煎服。

功效：柿蒂味苦，性温，入肺、胃经，对呃逆、恶心、百日咳及夜尿症等有较好疗效。

4. 玉竹方治疗小儿遗尿见效快

原料：玉竹 60 克。

制法：将玉竹洗干净切成片，加水煎服，每次在饭前服用。

功效：玉竹具有养阴、润燥、除烦、止渴的功效，主治热病阴伤、咳嗽烦渴、虚劳发热、小便频数、头昏眩晕、内热消渴等症。

5. 生姜方温肾固涩

原料：生姜 30 克，炮附子 20 克，补骨脂 12 克。

制法：将生姜捣烂，把炮附子和补骨脂研成细末，加入生姜调匀，每次取 7 克左右敷贴在肚脐上，外用纱布盖上，胶布固定，每日换药 1 次。

功效：补骨脂性温，味苦、辛，入肾、脾经，具有温肾助阳、止泻的功效，常用于阳痿遗精、腰膝冷痛、肾虚遗尿等症的治疗。

艾灸疗法

取穴：三阴交、肾俞、外关、关元、百会、大椎穴

用艾条温和灸，三阴交、肾俞、外关这三穴每次灸20分钟左右，关元、百会、大椎穴这三穴每次灸10分钟左右。

小儿惊风

小儿惊风，又称惊厥，俗称“抽风”，来势迅猛，以抽筋或神昏为主要症状。此病在任何季节、任何疾病中均可发生，一般在5岁以下的婴幼儿中较为常见，年龄越小，发病率越高。

症状：抽筋、神昏、发热、呕吐、烦躁、摇头弄舌、眼睛上视、牙关紧闭、唇口焦干等。

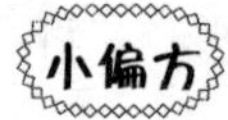

1. 桃白皮方治疗小儿急性惊风

原料：桃树二层白皮120克，大葱200克，灯芯草适量。

制法：将上述食材捣烂，敷手和脚心。

功效：灯芯草味甘、淡，性微寒，归心、肺、小肠、膀胱经，有利水通淋、清心降火的功效，主治小儿惊风、淋病、水肿、小便不利、尿少涩痛、湿热黄疸、心烦不寐、小儿夜啼、口舌生疮等症。

2. 钩藤叶方息风定惊

原料：钩藤叶9克。

制法：将钩藤叶加水煎服。

功效：钩藤为常用中药，具有清热、平肝、息风、定惊等功能，主治头晕、高血压及小儿惊风等。

3. 独头蒜方专治小儿脐风

原料：独头蒜适量。

制法：将独头蒜切成片，贴在肚脐上，用艾灸至口中有蒜味为止。

功效：独头蒜有温中消食、稳定血压、改善血液循环、抑制血小板聚集、防止血栓形成、调整糖代谢等功效，是人们日常生活过程中防治疾病的重要食材。

4. 燕窝祛风镇惊方

原料：燕窝 1 个，鸭蛋适量。

制法：将燕窝和鸭蛋捣成糊状，敷在小儿肚脐上，外用胶布固定。

功效：燕窝具有化痰止呕、祛风镇惊的功效，主要用于治疗睡眠不宁、肠胃不适、不思饮食、气咳痰多、伤风感冒、胃气过多、呕吐乳及夜啼惊跳等症状。

5. 艾蓬头方主治小儿急、慢惊风

原料：艾蓬头、葱白、丁香各 7 个。

制法：将上述食材捣烂调匀敷在小儿脐上，外用布固定。

功效：葱白又叫葱茎白、葱白头、大葱白、鲜葱白、绿葱白、大葱，有发汗解表、通阳利尿、解毒杀虫的功效，用于感冒头痛、鼻塞、小便不利、痈疖肿毒等症的治疗。

6. 蚯蚓方主治小儿惊厥、四肢抽搐、高热神昏者

原料：活蚯蚓 1 条，吴茱萸 7 克，白芥子 3 克，米醋适量。

制法：将上述食材捣烂研成细末，然后加入米醋调成膏状，贴在小儿肚脐和涌泉穴上，外用纱布和胶带固定，每日 1 次。

功效：蚯蚓有息风化痰、抗惊厥、镇惊的功效，蚯蚓中所含的琥珀酸有解痉、治疗癫痫、抑制中枢神经的作用，琥珀酸铵能治疗震颤性谵妄。

针刺疗法

取穴：人中、涌泉穴

由下向上斜刺人中穴，进针不要太深；涌泉穴采用直刺法。两穴进针后可以用捻转或提插刺激，一般刺激 3 分钟左右。

小儿夜啼

小儿夜啼是指小儿白天正常，到了夜晚则哭啼，本病多见于3个月以下的小婴儿。中医认为，此病多由心热、脾寒、惊骇引起，治疗应以清心导滞、温脾散寒、镇静安神为主。

症状：小儿夜间定时或不定时哭啼。

小偏方

1. 丁香方主治小儿脾脏虚寒型夜啼

原料：丁香、吴茱萸、肉桂各等量。

制法：将上述药材研成细末，制成膏药贴在小儿脐上，每晚1次，次日早晨除去。

功效：肉桂具有补火助阳、引火归源、散寒止痛、活血通经的功效，可以暖脾胃、除积冷、通血脉。

2. 乳汁方治疗小儿夜啼不安

原料：乳汁100毫升，黄连3克，食糖15克。

制法：将黄连加水煎汁30毫升，将汁液和食糖加入乳汁中调匀食用。

功效：乳汁味甘，性平，具有补血、充液、填精、化气生肌、安神益智、壮胃养脾、聪耳明目的功效。

3. 桃树嫩枝煎汤治疗小儿夜啼见效快

原料：桃树嫩枝适量。

制法：将桃树嫩枝加水煎熬服用。

功效：桃树枝味苦，性平，归心、胃经，具有活血通络、解毒、杀虫的功效，主治心腹痛、腰痛、风湿关节痛、小儿夜哭、跌打损伤、疮癣等。

4. 葛根粉益胃安神

原料：葛根粉8克。

制法：将葛根粉放在开水中调匀，加入蜂蜜调味。

功效：葛根粉是从藤本植物葛根中提取出来的一种纯天然营养佳品，它具有清热解毒、生津止渴、补肾健脾、益胃安神、清心明目、润肠通便及醒酒等功能。其淀粉内含葛根素等黄酮类化合物有效成分，有发汗解表、升阳散火之功。

5. 野菊花镇静安神方

原料：野菊花、黄芩、杏仁等量。

制法：将上述食材加清水煎熬服用。

功效：此方对治疗肺热型夜哭，症见面色潮红、鼻呈青色、夜卧不安、哭啼不休者有很好的疗效。

6. 灯芯草灰治疗婴儿夜啼

原料：灯芯草 5 克。

制法：将灯芯草烧成灰，涂在乳房上让婴儿吃。

功效：灯芯草味甘、淡，性微寒，归心、肺、小肠、膀胱经，具有利水通淋、清心降火功效，主治淋病、水肿、小便不利、尿少涩痛、湿热黄疸、心烦不寐、小儿夜啼等。

针刺疗法

取穴：印堂穴

对局部皮肤进行常规消毒后，用 30 号 1 寸毫针，用平补平泻不留针法针刺，出针时用医用棉花按压 5 分钟，防治出血。

小儿疳积

小儿疳积又叫小儿营养不良，是指小儿因为喂养不当，出现形体消瘦、精神萎靡、面色萎黄、青经暴露、食欲不振、发育迟缓等症状的一种慢性营养缺乏症。此病在任何年龄的小儿中均可见，但以婴儿最为多见。出现此病应该及早治疗，否则会出现营养性贫血、自发性低血糖等病症，造成永久性损伤。

症状：形体消瘦、精神萎靡、面色萎黄、青筋暴露、食欲不振、发育迟缓等。

小偏方

1. 黑白丑饼干治疗小儿伤食型疳积

原料：黑丑、白丑各60克，面粉500克。

制法：将黑、白丑炒脆研成细末，加入面粉和白糖制成饼干，每日3次，每次服用4克左右。

功效：白丑味苦，性寒，具有泻水通便、消痰涤饮、杀虫攻积的功效，主治水肿胀满、二便不通、痰饮积聚、气逆喘咳、虫积腹痛等症。

2. 鳝鱼方治疗疳积症见水肿者

原料：鳝鱼250克，山药、薏苡仁各30克，生姜3克。

制法：将鳝鱼去除内脏，洗干净切成段，加入山药、薏苡仁和生姜煮成粥，再加入盐、糖调味。

功效：黄鳝的肉、血、头、皮均有一定的药用价值。黄鳝肉性味甘温，具有补血、补气、消炎、消毒、除风湿等功效，主治虚劳咳嗽、湿热身痒、肠风痔漏、耳聋等症。

3. 大枣肉丸主治脾虚积滞型疳积

原料：大枣肉和白面各100克，大黄30克。

制法：将大枣去核，将大黄研成细末做成小丸子，装入大枣内，在大枣外面裹上白面在火中炖熟，捣成枣核大的丸子。每日2次，每次服用4个丸子。

功效：大枣味甘、性温，具有补脾和胃、益气生津等作用。可治疗身体虚弱、神经衰弱、脾胃不和、消化不良、劳伤咳嗽、贫血消瘦等症，养肝防癌功能尤为突出。

4. 橘皮方治疗小儿疳积有奇效

原料：橘皮10克，山楂3克，生麦芽、荷叶各15克。

制法：将山楂炒好，将橘皮和荷叶切成丝状，然后将所有药材放入锅中加水煎煮30分钟，去渣取汁。

功效：生麦芽具有行气消食、健脾开胃、退乳消胀的功效，主治食积不消、脘腹胀痛、脾虚食少、乳汗郁积、乳房胀痛、妇女断乳等症。

5. 生石膏粥治疗疳积症见牙疳、牙龈溃破流脓者

原料：生石膏、粳米各30克，生地15克。

制法：将生石膏加水煎煮1小时后，去渣取汁，将汁液加入生地与粳米中煮成粥食用，每日1次。

功效：生石膏味辛，微寒，具有解肌清热、除烦止渴、清热解毒、泻火的功效，主治心烦神昏、谵语发狂、口渴咽干、肺热喘急、中暑自汗、胃火头痛、牙痛、热毒壅盛、发斑发疹、口舌生疮等症。

足浴疗法

1. 山楂苍术足浴方

原料：焦山楂、苍术各30克，陈皮、白术各20克。

制法：将上述药材放入锅中，加入适量清水，煎煮半小时，去渣取汁，将汁液倒入浴盆中，加入适量温水，待水温适宜时浸泡双足，每晚1次。

功效：此方具有理气开胃、健脾助运的功效。

2. 白矾陈醋足浴方

原料：白矾、陈醋各适量。

制法：将白矾和陈醋放入锅中，然后加入1500毫升清水煎沸，待水温适宜时浴足，每日 2 次。

功效：此方具有增强脾胃功能的作用。

按摩疗法

（1）一次点按肾、胃、膀胱、十二指肠、小肠反射区各 30 次，手法不要太重。

（2）一次按揉足三里、上巨虚、丰隆、三阴交、公孙穴各 50 次，手法要轻。

流行性腮腺炎

流行性腮腺炎又叫痄腮，是由腮腺炎病毒引起的急性呼吸道传染病。中医认为本病多因体内积热蕴结、温毒炽盛、脉络痹阻等引发，治疗时应对症治疗。

症状：腮腺非化脓性肿胀疼痛，伴有发热、咽痛、畏寒、头痛等。

小偏方

1. 柳树根方治疗腮腺肿胀

原料：柳树细根 150 克。

制法：将柳树根加水煎熬，去渣取汁，每日 1 剂。

功效：柳树根具有祛风利湿、消肿止痛的功效，常用来治疗腮腺炎、中耳炎、牙痛等症。

2. 板蓝根方治疗腮腺肿胀、发热者

原料：板蓝根 45 克。

制法：将板蓝根加水煮沸 30 分钟，去渣取汁，每日 1 剂。

功效：板蓝根味苦，性寒，无毒，具有清热解毒、凉血利咽的功效。

3. 仙人掌泥清热解毒

原料：鲜仙人掌适量。

制法：将仙人掌去皮去刺，捣烂成泥，敷在患处，外用胶布固定。一般1～2天换药1次。早期使用治疗效果更佳。

功效：仙人掌味苦，性寒，具有行气活血、清热解毒之功效。

4. 土豆方治疗腮腺炎肿大疼痛者

原料：土豆适量。

制法：将土豆洗干净烧热，捣烂成泥，敷在患处，每日3次。

功效：土豆具有消肿、健脾益气、和胃调中的作用，外用可以治腮腺炎、烫伤。

小儿消化不良

消化不良主要是指食物进入体内不能被完全消化的症状，是临床上最常见的一种功能性胃肠病。轻者仅仅会感觉腹部不适，重者会出现食欲减退、腹胀等不适。此病症状可持续或反复发作。

症状：上腹痛、上腹胀、早饱、嗳气、食欲不振、恶心、呕吐等。

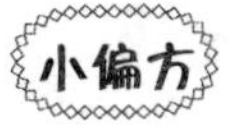

1. 栗子膏养肝健脾

原料：栗子10枚，白糖25克。

制法：将栗子洗干净去皮，加入适量水煮成糊膏状，加入白糖调味，每日2次。

功效：栗子性温，味甘平，入脾、胃、肾经。栗子中含有丰富的胡萝卜素、氨基酸及铁、钙等微量元素，具有养胃健脾、补肾强筋、活血止血的功效，长期食用可达到养胃、健脾、补肾、养颜等保健功效。栗子中还含有柔软的膳食纤维，对于消化系统有很大的好处。

2. 山楂方健脾消食、和中止泻

原料：山楂、山药、白糖各适量。

制法：将山楂洗干净去核，将山药洗干净，与山楂蒸熟，待冷却后加入白糖搅拌均匀，制成薄饼食用。

功效：山楂自古以来就是健脾开胃、消食化滞、活血化痰的良药。山楂含糖类、蛋白质、脂肪、维生素 C、胡萝卜素、淀粉、苹果酸、枸橼酸、钙和铁等物质，还具有降血脂、降血压、强心和抗心律不齐等作用。

3. 红枣橘皮方治疗小儿消化不良

原料：红枣 10 个，鲜橘皮 10 克，干橘皮 3 克。

制法：将鲜橘皮洗干净晾干，然后将其炒焦，与干橘皮和红枣一起用开水冲泡服用。

功效：橘皮味辛、苦，性温，入脾、肺经，具有理气、调中、燥湿、化痰的功效，主治胸腹胀满、不思饮食、呕吐哕逆、咳嗽痰多等症。

4. 胡萝卜汁健胃消食方

原料：鲜胡萝卜 250 克，盐少许。

制法：将胡萝卜洗干净切成小块，放入锅中，加入适量水和盐煎煮，去渣取汁，每日 1 次。

功效：胡萝卜可以补中气、健胃消食、壮元阳、安五脏，对治疗消化不良、久痢、咳嗽、夜盲症等有较好疗效，被誉为“东方小人参”。

5. 鸡蛋黄油补脾益胃

原料：鸡蛋 1 个。

制法：将鸡蛋煮熟去除皮和蛋白，将蛋黄放入锅中文火炼取油。每日服用 2 次，每次 1 个。

功效：鸡蛋黄味甘，性平，入脾、胃经，含有卵磷脂、油酸、亚油酸、饱和酸、胆甾醇、葡萄糖、叶黄素、胡萝卜素等，具有滋阴润燥、降逆的功效，主治小儿消化不良。《长沙药解》中记载“鸡子黄，补脾精而益胃液，止泄利而断呕吐”。

6. 高粱花石榴皮消食方

原料：干石榴皮 15 克，高粱花 6 克。

制法：将上述食材加入 300 毫升水煎熬，去渣取汁，每日 1 剂，分早晚 2 次服用。

功效：高粱花味甘、涩，性温，具有和胃、健脾、止泻等作用，可以治食积、小儿消化不良等症。

part Ⅵ 皮肤科小偏方：养出健康好肌肤

荨麻疹

荨麻疹俗称风疹块，是一种常见的过敏性皮肤病。是由皮肤、黏膜小血管扩张及渗透性增加而出现的一种局限性水肿反应。引起荨麻疹的原因很多，细菌、病毒、寄生虫都可以成为过敏源，花粉、灰尘、化学物质，甚至有的食物也能成为过敏源。病程迁延数日至数月。临床上较为常见。

症状：局部或全身皮肤突然出现红色肿块。

小偏方

1. 芝麻根煎汁清热止痒

原料：芝麻根适量。

制法：将芝麻根洗干净后，放入锅中，加水煎熬，去渣取汁，用汁液清洗患处。

功效：芝麻根味苦，性凉，具有清肝利湿、活血消肿的功效。对治疗荨麻疹、眩晕、肝炎、肺结核、肾炎浮肿、痔疮、肿毒等有疗效。

2. 韭菜方清热散风

原料：韭菜适量。

制法：将韭菜洗干净晾干，然后将其烤热，用气涂擦患处。

功效：韭菜含丰富蛋白质、脂肪、糖类、钙、磷、铁、维生素A、维生素 B_1、维生素 B_2、维生素 C 和食物纤维等。

3. 糖醋方散瘀解毒

原料：红糖 100 克，姜 50 克，醋适量。

制法：先将姜切成丝状，然后将红糖、姜和醋放入锅中煮沸 2 次，去渣取汁，加温水调服，每日 3 次。

功效：此方对治疗过敏性风疹有很好的疗效。

4. 菜子油外敷方治疗风疹、湿疹等

原料：生菜子油适量。

制法：将菜子油均匀涂擦在患处。

功效：此方具有解毒、消肿、祛湿的功效。在治疗期间注意不要用水清洗患处。

刮痧疗法

1. 取穴：大椎、膈俞、曲池、合谷、血海、风府、足三里穴

采用泻法，先刮大椎、膈俞、风府，再刮曲池、合谷，然后刮血海、足三里穴，以刮出痧痕为度。每日1次。

2. 取穴：肝俞、风门、曲池、肩髃、鱼际、阳陵泉、委中、血海、足三里、三阴交穴

先刮肝俞、风门、曲池、肩髃、鱼际穴，再刮阳陵泉、委中、血海、足三里、三阴交穴，以刮出痧痕为度。每日1次。

按摩疗法

取穴：曲池、足三里、膈腧、百虫穴

按揉双侧曲池穴各1分钟，做10次左右；用拇指按揉足三里穴80次左右；用单掌横擦膈俞穴处的肌肉，然后再捏挤该处，反复8次左右；最后再捏拿百虫穴，左右各5次。

脸上长痘

脸上的痘痘可能是每个女孩子最头疼的事情了，还有很多年轻的女孩子，胸背部也惨遭痘痘的“毒手”，夏天连漂亮的吊带衫都不敢穿。很多女孩子长了痘痘后会选择外用药，如皮炎平、肤轻松、皮康王等，这些外用药中多含有激素，刚开始用这些药物时，痘痘可能会减轻或消退，但是这些激素会刺激皮脂腺增生，使其分泌更加旺盛，所以时间一长，痘痘就会生长的更加旺盛。因此还是建议爱美的女孩最好用天然的方法祛除痘痘，不但彻底，而且还不留痕迹。

有很多原因导致痘痘的出现，如下图：

脸上不同部位长痘痘的原因

部位	原因
额头	脾气差，造成心火和血液循环问题
双眉间	胸闷，不齐，心悸
鼻头	胃火过盛，消化系统异常
鼻翼	与卵巢机能或生殖系统有关
右边脸颊	肺功能失常
左边脸颊	肝功能不顺畅，有热毒
唇周围	便秘导致体内毒素累积，或是使用含氟过量的牙膏
下巴	内分泌失调
太阳穴附近	显示你的饮食中包含了过多的加工食品，造成胆囊阻塞

症状：脸上长痘，病情恶化会出现脓疮、炎性丘疹、结节及囊肿等。

小偏方

1. 红酒面膜疗法

原料：红酒、蜂蜜各适量。

制法：将红酒倒入洗干净的杯子中，蜂蜜加入其中搅成糊状，然后洗干净脸，均匀地将红酒糊敷在面部，15 分钟后用清水洗去即可，

功效：红酒中的葡萄酸成分能快速消褪黑色素，促进新生细胞的快速成长。

2. 蒜汁方治疗面带暗疮者

原料：大蒜适量。

制法：将大蒜压出汁，将其倒入温水中洗脸。

功效：此方具有祛痘、去油的功效。

按摩疗法

针对痘痘出现的原因，我们可以通过按摩肝胆、尿道、膀胱、输尿

管、肾脏等部位的反射区来治疗。

1. 取穴：肝胆反射区

位于右脚脚底一半的上方，三、四趾脚掌关节下方，用手触摸的时候有一长条凹陷的沟是胆囊反射区。按摩方向由上往下。

2. 取穴：尿道反射区

在双脚内侧约踝关节与脚后跟的一半，按摩的时候会有一条斜向凹陷的沟。按摩的方向是由膀胱反射区往脚后跟方向推。

3. 取穴：膀胱反射区

在双脚内侧，约踝关节与脚底相交处，按摩的时候会有一粒肉球凸出的感觉。按摩的方向是由输尿管连接点斜向尿道方向推。

4. 取穴：输尿管反射区

位于双脚脚底，膀胱点位于肾脏方向约45°的斜向，用手按摩的时候有一条斜沟的感觉。按摩的方向是由肾脏连接点往膀胱斜向推按。

5. 取穴：肾脏反射区

位于双脚脚底约脚底一半的上方，用手触摸的时候有一颗凸出的肉球，它稍硬或有沙粒的感觉。按摩的时候由上斜下往输尿管方向推按。

足浴疗法

原料：干玫瑰花10克左右（或鲜玫瑰花25克），麻油1碗。

制法：将玫瑰花放入麻油中加水煮约3分钟，然后倒入浴盆中，加适量的水，每天1次，每次20~30分钟。

功效：长期坚持不仅会对青春痘有很好的防治作用，还可以使皮肤细滑、紧致，有效减少过敏现象。

脚气

脚气又叫足癣，是指两脚软弱无力，麻木不能行的一种疾病。主要由真菌感染引起，其皮肤损害往往是先单脚发生，数周或数月后才感染到对侧。脚气有干脚气、湿脚气、脚气冲心之分，干脚气是指下肢不肿，仅有麻木、枯瘦症状者；湿脚气是指足踝部出现不同程度浮肿，感觉全身软弱或麻木等。临床又将脚气分为水疱型、脱屑型和糜烂型三种，水疱型多发生在足趾的两侧，为成群或分散的小水疱；脱屑型多发生在趾间、脚底及脚跟两侧，表现为角质化过度、干燥、脱屑等；糜烂型在第三、四趾头趾间较为多见，表现为表皮浸渍发白，有剧烈痛感。这三种类型的脚气可以相互转化，也可以同时存在。

症状：软弱无力、麻木、糜烂、渗液、头痛、失眠、食欲减退，甚或细菌感染，出现脓疱等。

小偏方

1. 芦荟外擦方抗菌消炎

原料：芦荟适量。

制法：将芦荟洗干净，然后搓揉出汁液，将汁液外擦在脚上。

功效：芦荟含有的芦荟酊是抗菌性很强的物质，能杀灭真菌、霉菌、细菌、病毒等病菌，抑制和消灭病原体的发育繁殖；芦荟的多糖类可增强人体对疾病的抵抗力；芦荟的缓激肽酶还具有消炎作用。

2. 大蒜外擦方消炎杀菌

原料：生大蒜头 2 个，陈醋半斤。

制法：将大蒜去皮后放在醋内浸泡 3 天，然后用大蒜头涂擦患处，每日 3 次。

功效：大蒜是天然的抗菌素，大蒜约含 2% 的大蒜素，大蒜素有很强的杀菌作用。

3. 白糖方治疗趾间脚气

原料：白糖适量。

制法：将脚放入温水中浸泡半小时后擦干净，拿白糖在脚上反复搓揉，3 日 1 次。

功效：白糖味甘，性平，归脾、肺经，具有和中缓急、生津润燥的功效。

4. 花椒方散寒除湿

原料：花椒 10 克，盐适量。

制法：将花椒和盐放入锅中，加入适量水煎煮 30 分钟后服用。每日 1 次，最好晚间服用。

功效：花椒性温，味辛，有温中散寒、健胃除湿、止痛杀虫、解毒理气、止痒祛腥的功效。

5. 冬瓜皮方清暑利湿

原料：冬瓜皮适量。

制法：将冬瓜皮洗干净，放入锅中，加入适量水煎煮，去渣取汁。

功效：冬瓜皮有消暑、健脾、利湿的功效。

足浴疗法

1. 花椒水足浴方

原料：花椒 10 克，盐 20 克。

制法：将花椒和盐放入水中煮一会儿，然后将药液倒入浴盆中，待水温适宜时浸泡双脚，每晚泡脚 30 分钟。

功效：注意溃疡感染者不要使用此方。

2. 啤酒足浴方

原料：啤酒适量。

制法：先将双脚洗干净，然后将啤酒倒入浴盆中浸泡双脚，每周浸泡 2 次，每次 20 分钟。

3. 黄豆足浴方

原料：黄豆 150 克。

制法：将黄豆洗干净放入锅中，加水适量，文火煮 20 分钟，待水温适宜时浸泡双脚。

4. 韭菜足浴方

原料：鲜韭菜 250 克。

制法：将韭菜洗干净，切成碎末放在浴盆内，倒入沸水适量，先熏蒸后浴足，1 周 1 次。

皮肤瘙痒

皮肤瘙痒又称“痒风”，是以皮肤瘙痒为主要症状的一种神经功能障碍疾病，在秋冬两季较为常见，容易在入睡前发作，皮肤发痒的程度和发痒的范围多变，此病多见于中老年人。皮肤发生瘙痒时，应尽量避免过度搔抓，以免出现抓痕、血痂等皮肤损害。

症状：皮肤瘙痒。

小偏方

1. 红枣桂枝饮治疗风寒袭表型皮肤瘙痒

原料：桂枝 6 克，红枣 10 枚左右，干姜 9 克。

制法：将上述三味食材煎服，每日 1 次。

功效：红枣中含有大量坏磷酸腺苷，具有抗过敏的作用，三味药材结合具有疏风散寒的功效。

2. 白鸽方清热利湿

原料：小白鸽 1 只，绿豆 150 克，酒适量。

制法：将白鸽洗干净，去除毛和内脏，然后加入绿豆和酒炖熟食用。

功效：此方对治疗湿热所致型皮肤瘙痒有很好的疗效。

3. 酱油醋外敷方治疗风热型皮肤瘙痒

原料：酱油和醋各适量。

制法：将酱油和醋按 1：1 比例调匀，涂擦患处。

功效：此方具有清热祛风的功效。

拔罐疗法

1. 取穴：曲池、风池、血海穴

患者取坐位，采用留罐法，用闪火法将中号火罐吸拔在穴位上，留罐 10 分钟，每日 1 次。

2. 取穴：神阙穴

患者取平卧位，采用留罐法，用闪火法将中号火罐吸拔在穴位上，留罐 5 分钟，每日 1 次。

3. 肝俞、血海、膈俞、三阴交穴

患者取坐位，采用留罐法，用闪火法将中号火罐吸拔在穴位上，留罐 10 分钟，每日 1 次。

此法主要治疗血热化燥型皮肤瘙痒。

艾灸疗法

取穴：曲池、血海、肺俞、大椎、足三里、三阴交穴

用艾条温和灸，每次选取 3 ~ 5 穴，先用梅花针轻叩数遍，再点燃艾条，做温和灸，各灸 15 分钟左右，每日 1 次，15 次为 1 个疗程。

脓包疮

脓包疮俗称黄水疮，是常见的化脓性传染性皮肤病，具有接触传染的特点，通过接触相互传染。脓包疮主要是金黄色葡萄球菌或链球菌感染所致，多发于脸上、四肢等暴露部位。开始为粟粒至黄豆般大小的丘疹或水疱，之后迅速变为脓包。此病在夏秋季节最容易发生，多见于儿童。

症状：脓包、瘙痒、丘疹、水疱、发烧、淋巴结炎等。

小偏方

1. 杏仁外敷方清热解毒

原料：杏仁、香油各适量。

制法：将杏仁炒一会儿，然后取出研成细末，加入香油搅拌成糊状敷在患处。

功效：杏仁具有抗炎、镇痛、清热、解毒的功效。

2. 干丝瓜外敷方清暑凉血

原料：干丝瓜 30 克。

制法：将干丝瓜烧成灰，加入香油调匀搽患处，每日 2 次。

功效：干丝瓜味甘、性凉，入肝、胃经，有清暑凉血、解毒通便、祛风化痰、润肌美容、通经络、行血脉、下乳汁、调理月经不顺等功效，主治痰喘咳嗽、肠风痔漏、崩漏、带下、血淋、疔疮痈肿、妇女乳汁不下等病症。

3. 大黄外敷方凉血解毒

原料：大黄、青黛各 9 克。

制法：将大黄和青黛共研细粉，加入香油搅拌均匀，将此涂擦在患处。

功效：大黄具有泻热通肠、逐瘀通经、凉血解毒的功效，主治痈肿疔疮、瘀血经闭、跌打损伤、湿热黄疸、血热吐衄、实热便秘、积滞腹痛、肠痈腹痛等症。

4. **蒲公英清洗方**

原料：蒲公英、野菊花各120克。

制法：将蒲公英和野菊花加水煎熬，去渣取汁，用汁液清洗患处，每日1次。

足浴疗法

1. **桑叶足浴方**

原料：新鲜桑叶适量。

制法：将桑叶晾干，捣烂取汁，将汁液涂在患处。然后将药渣放入浴盆中，加入适量开水，待水温适宜时浸泡双脚。

功效：此方具有疏风散热的功效。

2. **大黄粉足浴方**

原料：大黄粉、飞硫磺各15克。

制法：将上述药材加水浸泡1天后，用汁液涂擦患处，然后再将剩余的药液倒入浴盆中，加入适量开水，待水温适宜时浸泡双脚，每日3次。

功效：此方具有清热解毒、祛湿止痒的功效。

肛门瘙痒症

肛门瘙痒是一种常见的肛门疾病。临床表现为肛门及其皮肤周围反复瘙痒、时重时轻，难以根治，是一种常见的局限性神经功能障碍性皮肤病。过食辛辣刺激食品、内分泌紊乱以及环境等因素都能造成此病的发生。此病在中年人中较为常见，其中男性比女性更多见。

症状：肛门反复瘙痒。

小偏方

1. **红枣黄酒方活血通络**

原料：红枣300枚，生黄芪、生姜、防风、白术各40克，黄酒500克。

制法：将红枣洗净晾干，生姜切丝备用。先将黄芪、白术、防风装袋放在坛底，然后将姜丝和红枣放在坛内，再将黄酒倒入其中，以黄酒能淹没红枣为宜，最后将坛口密封，密封45天后，即可吃枣饮酒。

功效：黄酒味苦、甘、辛，具有活血祛寒、通经活络的功效，常饮有助于血液循环，促进新陈代谢，并可补血养颜。

2. 粳米粥宣郁解表

原料：粳米50克，葱白3根，淡豆豉20克，盐、味精各适量。

制法：先将粳米放入锅中加水煮沸，然后再加入豆豉，粥快熟的时候加入葱白，大火煮15分钟，放入盐和味精调味即可食用，每日1碗。

功效：淡豆豉味辛、甘、微苦，性平，归肺、胃经，具有解表、除烦、宣郁、解毒的功效。

3. 桑葚芝麻方养血润燥

原料：黑桑葚、黑芝麻各100克，黄精、麦冬、生地各50克，蜂蜜300克。

制法：先将生地、麦冬、黄精加水煎煮，半小时后去渣取汁，然后再加水煎熬，以此反复3次，将汁液混合后加入桑葚和芝麻小火煎熬，待汁液变稠时加入蜂蜜，煮沸后将汁液倒出，待取冷却后装罐备用。每日1次，每次2汤匙，用开水送服。

功效：黑桑葚味甘，性寒，具有滋阴补血、生津、润肠的功效。

针灸疗法

取穴：长强、三阴交、血海、足三里、合谷穴

依次用针刺上述各穴，有很好的止痒效果。

足浴疗法

1. 地肤子足浴方

原料：地肤子、五倍子、蛇床子各20克。

制法：将上述药材放入锅中，加适量水煎熬取汁，将汁液倒入浴盆中，先熏蒸，后足浴。每日 1 次。

功效：此方具有清热除湿止痒的功效。

2. 车前草足浴方

原料：车前草 15 克，地肤子 12 克，野菊花、龙胆草、羊蹄各 9 克，明矾、乌蔹莓各 6 克。

制法：将上述药材放入锅中，加适量水煎熬取汁，将汁液倒入浴盆中，先熏蒸，后足浴。每日 2 次，7 天为 1 个疗程。

功效：此方具有杀虫止痒、清热燥湿的功效。

冻疮

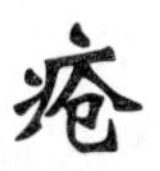

冻疮多发生在手、足、耳、鼻尖、面颊等部位，初期表现为红肿、瘙痒，以后会逐渐演变为脓溃疡等。冻疮的发生多是因为皮肤受到冷湿气的侵蚀，气温在 10℃ 以下时最容易发生，特别是在冷暖变化大的时候，最容易引起冻疮。

症状：轻症表现为皮肤苍白、水肿、麻木、瘙痒、灼痛等；重症表现为面呈紫色、冷痛麻木、暗红漫肿、腐烂溃疡、寒战、高热等。

小偏方

1. 鸡蛋方治疗冻疮溃烂

原料：鸡蛋适量。

制法：将鸡蛋煮熟，取出蛋黄用文火烧烤，将析出的蛋黄油敷患处，外用纱布包扎。

功效：此方具有解热毒、补阴血的功效。

2. 大蒜方治疗冻疮简单又有效

原料：大蒜 1 个。

制法：将大蒜去皮，放入锅内蒸熟，用其涂擦患处。

功效：大蒜约含2%的大蒜素，大蒜素有很强的杀菌作用，是青霉素的1/10，对多种致病菌如葡萄球菌、脑膜炎、肺炎、链球菌及白喉、痢疾、伤寒等都有明显的抑制或绞杀作用。

3. 茄根熏洗方治疗冻疮未溃破者

原料：茄根适量。

制法：将茄根弄碎放入锅中，加入适量清水煮沸，每晚睡前用其熏洗患处。

茄根味甘、辛，性寒，常用来治疗久痢便血、脚气、齿痛、冻疮等。

4. 生姜方主治冻疮未溃

原料：生姜适量。

制法：将生姜煨热，将其切成块状，用其涂擦患处。

功效：生姜提取液具有显著抑制皮肤真菌和杀灭阴道滴虫的功效，可治疗各种痈肿疮毒。

5. 山楂方活血散瘀

原料：鲜山楂100克。

制法：将山楂洗干净烧熟，再将其捣烂敷在患处。

功效：此方对治疗新旧冻疮都有很好的疗效。

6. 谷糠方活血消肿

原料：谷糠适量。

制法：将谷糠放在盆内，将其点燃，烘烤患处，每日1次。

功效：谷糠味甘，性平，偏于补气，具有益气健脾、养血安神、补肾健脑的功效。

7. 花生皮方活血消肿

原料：花生皮、樟脑、醋、酒精各适量。

制法：现将花生皮炒黄，研成细末，将细末放入碗内，以1∶2的比例加入醋调成糊状，再放入樟脑粉1克、酒精少许调匀敷在患处，用纱布包好。

功效：花生皮具有止血、散瘀、消肿的功效，对治疗冻疮起初局部红肿发痒为溃烂者有很好的疗效。

艾灸疗法

1. **全身冻疮者取穴：灸合谷、大椎、涌泉、足三里穴**

采用艾条温和灸，点燃艾条，在距离疮面3厘米处施灸，由中心向外灸。每次灸10分钟左右，然后用拇指在局部轻轻按摩。

2. **手背冻疮者取穴：灸合谷、大椎、涌泉、足三里、后溪穴**

方法同上。

3. **足背冻疮者取穴：灸合谷、大椎、涌泉、足三里、昆仑穴**

方法同上。

4. **耳郭冻疮者取穴：灸合谷、大椎、涌泉、足三里、外关穴**

方法同上。

鸡眼

鸡眼多位于脚心前五趾之下处，是表皮角质过度肥厚所形成的角质栓，常为一两个，呈浅黄色或灰黄色，其尖端向里，所以受压时会有疼痛感，行走不便，时间长了会因为感染而化脓，因其深陷在肉里，所以称之为鸡眼，又叫肉刺。

引发鸡眼的原因有很多，如整日甚少走路，鞋袜过紧等都可能导致该病的发生。

症状：产生浅黄色或灰黄色角质栓、老皮结痂、疼痛等。

小偏方

1. **葱白汁治疗鸡眼有奇效**

原料：葱白适量。

制法：将大葱葱叶头隔断，挤出汁液涂擦患处。

功效：葱白味辛，性温，归肺、胃经，具有发散解表，通阳散寒，解毒散结的功效。

2. 无花果方抗炎消肿

原料：无花果（未成熟）适量。

制法：将无花果捣烂敷在患处，每日2次。

功效：无花果中含有柠檬酸、延胡索酸、琥珀酸、苹果酸、丙乙酸、草酸、奎宁酸等物质，具有抗炎消肿之功。

3. 乌梅方生精止痛

原料：乌梅2个，米醋20克。

制法：乌梅去核后，将其肉切碎，放入米醋中密封24小时。

功效：乌梅有止肢体痛，治偏枯不仁、死肌，去青黑痣，蚀恶肉的功效。加入醋以利于有效成分的溶出，增加外用时的透皮吸收。

4. 糯米方蚀恶肉、解毒肿

原料：糯米100克，15%苛性钾液250毫升。

制法：将糯米洗干净，浸泡在苛性钾液中，1天后将其捣成透明状药膏，将药膏涂在患处，外用胶布固定，患处其余皮肤要做适当防护措施，以免药液侵蚀皮肤。3日换1次药。

功效：糯米性黏，可“除血积，解毒肿”，苛性钾液可“蚀恶肉，除瘀血”。

5. 半夏方燥湿散结

原料：半夏适量。

制法：在用药前先将鸡眼浸温水泡软，削去角化组织。再将半夏研成粉末，将其敷在患处，外用胶布固定即可。

功效：半夏有燥湿化痰、降逆止呕、消痞散结的功效。

针灸疗法

（1）在鸡眼局部放置艾灸柱，每日1次，每次13壮左右。

（2）先将针刺入鸡眼根部，然后在针上加灸，每次4壮左右。

疥疮

疥疮是一种慢性传染性皮肤病，好发生在皮肤褶皱部位，如指缝、腋窝前后、大腿内侧、肚脐周围等。此病多由寄生在人体表皮角质层内的疥虫引起，在冬季最为常见，可以通过皮肤接触直接感染。中医认为治疗本病应该以解毒杀虫、祛风止痒为主要手段。

症状：瘙痒、流血结痂、日久化脓、痒痛、皮肤皲裂等。

小偏方

1. 韭菜外敷方用治疥疮

原料：韭菜100克，大蒜适量。

制法：将韭菜和大蒜捣烂拌匀敷在患处。

功效：此方具有解毒杀虫的功效。

2. 三草熏洗方主治疥疮

原料：葎草、夏枯草、苍耳草各50克，川椒、白矾各30克。

制法：将上述药材放在锅中，加入适量清水，煎熬半小时后，去渣取汁，先熏蒸患处，待水温适宜时清洗患处。

功效：葎草具有清热利湿、祛风止痒的功效。

3. 寒水油外敷治疗疥疮有奇效

原料：寒水石、黑狗脊、蛇床子（炒）、雄黄、硫磺各15克，斑蝥3个。

制法：先将斑蝥去掉翅膀和足，然后将所有药材研成细末，将其外敷在患处。

功效：斑蝥具有破血逐瘀、攻毒散结的功效。

足浴疗法

1. 蒲公英地肤子足浴方

原料：蒲公英、地肤子各50克，雄黄、硫磺各15克。

制法：将上述药材放入锅中，加入适量清水浸泡半小时，然后再加入适量清水煮沸 20 分钟，将药液倒入浴盆中浴足，每日 1 剂，每日 2 次。

2. 苦参花椒足浴方

原料：苦参 30 克，花椒 10 克。

制法：将上述药材放入锅中，加入适量清水煮沸 30 分钟，将药液倒入浴盆中，先熏蒸后浴足，每日 1 剂，每日 2 次。

痤疮

痤疮又叫“粉刺”，是一种青春期常见的慢性毛囊皮脂腺炎症，多出现在面部和胸背部等皮脂腺发达的部位。本病多见于青年人，且男性多于女性，发病初期为毛囊性小丘疹，顶端有粉刺，挤压后会有米粒状的白色粉汁，如受到感染，会演变为炎性丘疹，发展为脓疮。轻症患者一般不需特别治疗，但是严重者如果不加治疗，就会留下痕迹，影响美观。

症状：出现黑头粉刺、炎性丘疹、脓包、囊肿、结节等。

小偏方

1. 山楂荷叶汤

原料：山楂 30 克，荷叶、香蕉各适量。

制法：将荷叶剪成小块，将山楂洗干净切成段，香蕉切成块状，将上述食材放入锅中，加入适量 500 毫升清水，煎煮至 300 毫升时关火。

功效：此方具有活血化瘀、清热解毒之功。

2. 橙核方润肌驱痣

原料：橙核适量。

制法：将橙核晒干，研成细末后用水调匀，在每晚睡之前涂在患处，次日早晨洗干净。

功效：橙核具有理气、止痛、利尿通淋的功效。

3. 白果方解毒排脓

原料：白果适量。

制法：将白果洗干净，绞出汁液涂在患处，每日 3 粒。

功效：此方具有解毒排脓、平痤除皮的功效。

4. 丝瓜藤水清热润肤

原料：丝瓜藤适量。

制法：在丝瓜藤生长旺盛的时期，将离地面 1 米以上的茎剪断，然后把根部剪断部分插入干净的瓶中，注意不要让藤接触瓶底，用胶布封住瓶口，这样放置 24 小时，藤茎中有清汁滴出，用得到的丝瓜藤水擦拭患处。

功效：丝瓜藤具有舒筋、活血、健脾、杀虫的功效。

拔罐疗法

1. 取穴：大椎穴

采用刺络拔罐法，用梅花针叩刺穴位，然后将中号火罐吸拔在穴位上，留罐 10 分钟，以出血 3 毫升左右为宜，每日 1 次。

2. 取穴：肺俞、肝俞、胃俞、大椎、大肠俞穴

采用刺络拔罐法，先揉捏耳背上角使其发红发热，用三菱针快速点刺穴位，以出血 1 毫升左右为宜，然后用闪火法将中号火罐吸拔在穴位上，使每穴出血约 2 毫升左右，留罐 5 分钟，每日 1 次。

足浴疗法

1. 蒲公英足浴方

原料：蒲公英、益母草各 30 克。

制法：将上述药材放入锅中，加入适量清水浸泡 10 分钟，然后再煎熬取汁，将汁液倒入浴盆中，待水温适宜时浸泡双脚。每日2次。

功效：此方具有清热活血的功效。

2. **桑白皮足浴方**

原料：桑白皮、枇杷叶各30克，黄柏、黄连各15克，甘草、人参各5克。

制法：将上述药材放入锅中，加入适量清水煎熬取汁，将汁液倒入浴盆中，待水温适宜时浸泡双脚。每日1次，每次30分钟。

功效：此方具有宣肺解毒的功效。

3. **赤芍足浴方**

原料：赤芍30克，丹皮、生地黄各20克，生大黄15克。

制法：将上述药材放入锅中，加入适量清水煎熬30分钟后，放入生大黄再煮5分钟，去渣取汁，将汁液倒入浴盆中，待水温适宜时浸泡双脚。每日1次，每次30分钟。

功效：此方具有清热泻火的功效。

牛皮癣

牛皮癣又叫“银屑病”，是一种常见的传染性红斑鳞屑性皮肤病。本病发生与精神、内分泌、外伤、遗传、寒冷潮湿等有关，发病率较高，病程较久，且易复发，在青壮年男性中较为多见，一般在冬季会加重，夏季减轻。临床上将此病分为寻常型、关节型、脓疮型、红皮症型四类。

症状：寻常型表现为炎性红丘疹，上面有白色鳞屑，可见点状出血，病程缓慢，反复发作；关节型表现为关节病变，会出现关节疼痛，活动受限制，关节僵硬或变形，全身有发热或疲劳感等；脓疮型表现为红斑上出现密集的脓疱，常伴有关节疼痛、发热、疲乏等症状；红皮症型大多因治疗不当引起，全身皮肤出现潮红、肿胀症状，每日有大量鳞屑脱落，口鼻眼充血，并伴有发热、畏寒、头疼等症状。

小偏方

1. 茶树根方治疗牛皮癣有奇效

原料：茶树根 50 克。

制法：将茶树根洗干净切成片，加入适量水煎熬服用，每日 3 次，空腹饮用。

功效：茶树根味苦，性凉，归心、肾经。具有强心利尿、活血调经、清热解毒的功效，主治牛皮癣、心脏病、水肿、肝炎、口疮、带状疱疹等症。

2. 桑皮汁清热解毒

原料：桑树主干适量。

制法：在桑树主干上划一小口，收取从主干流出的白色汁液，将汁液均匀地涂在患处，不要用水清洗，每天 2 次。

功效：桑皮汁具有清热、解毒、抗菌的功效，可以有效治疗真菌感染引起的牛皮癣病。

3. 麻黄方治疗久治不愈的癣病

原料：麻黄 15 克。

制法：将麻黄放入锅中加入清水适量，大火煎熬服用，每日 2 次。

功效：麻黄具有疏风解表、发汗止痒、泻邪恶气的功效，可以使邪从汗解，因此可以有效治疗牛皮癣久治不愈者。

4. 鸡蛋醋外敷治疗牛皮癣

原料：鸡蛋 10 个左右，陈醋适量。

制法：先将鸡蛋放入醋中浸泡 10 天，然后去除鸡蛋壳，将鸡蛋清和蛋黄调匀涂在患处。

功效：此方具有解毒、散瘀、生肌的功效。

拔罐疗法

1. 取穴：风门、血海、大椎、膈俞穴

患者取坐位，采用刺络拔罐法，对局部皮肤进行常规消毒后，用梅花针点刺，再用闪火法将中号火罐吸拔在穴位上，留罐10分钟，每日1次。

2. 取穴：曲池、大椎穴

患者取坐位，采用刺络拔罐法，对局部皮肤进行常规消毒后，用三菱针点刺，挤出几滴血，再将火罐吸拔在穴位上，留罐10分钟，出血3毫升左右，每日1次。

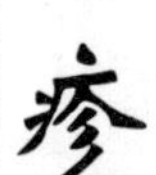

湿疹

湿疹是一种常见的过敏性炎症性皮肤病，发病时瘙痒剧烈，发病位置以四肢、肛门、阴囊处最为常见，多因接触过敏源而引发。湿疹分为慢性和急性两种，慢性湿疹多由急性湿疹演变而来，病程较长，表现为皮肤出现干燥、粗糙、苔藓样变、色素沉着等；急性湿疹发病较急，可发生在全身任何部位，起初为片状红斑，以后会逐渐发展为丘疹，有灼痒感。

症状：瘙痒、灼热、丘疹、水疱、糜烂、结痂、苔藓样变等。

小偏方

1. 绿豆方主治湿疹流黄水者

原料：绿豆粉、香油各适量。

制法：将绿豆粉炒黄，然后将其自然晾干，再用香油搅拌敷在患处。

功效：此方具有清热祛湿的功效，对治疗湿疹有很好的疗效。

2. 蚕豆皮方主治急性湿疹

原料：蚕豆皮、香油各适量。

制法：将蚕豆放水中浸泡，待其软后，将皮剥出晒干。将晒干后的蚕豆皮烘烤至焦，研成细末，用筛过滤，将细粉放入碗中加入香油搅拌均匀，每日用此敷患处1次。

功效：蚕豆皮具有利尿渗湿的作用，是治疗湿疹的常用方。

3. 胡桃仁方治疗各种湿疹

原料：胡桃仁适量。

制法：现将胡桃仁捣碎，再将其炒至出油，然后将之研成糊状敷在患处。

功效：此方具有解毒、祛湿、滋阴润燥的作用。

4. 菊花方清热解毒

原料：菊花5克。

制法：将菊花用开水冲泡饮用。

功效：菊花味甘苦，性微寒，有散风清热、清肝明目和解毒消炎等作用。

5. 黄花菜鲜根汁清热利湿

原料：黄花菜鲜根30克。

制法：将黄花菜鲜根放入锅中，加入清水适量煎熬，去渣取汁。

功效：黄花菜又名金针菜、萱草、忘忧草，中医认为黄花菜性平、味甘、微苦，归肝、脾、肾经，有清热利尿、解毒消肿、止血除烦、养血平肝、利水通乳、清利湿热等功效。

拔罐疗法

1. 取穴：大椎、委阳穴

患者取俯卧位，采用刺络拔罐法，对局部皮肤进行常规消毒后，用三菱针快速点刺，用手指挤压针眼附近使之出血，然后马上在穴位上拔火罐，留罐10分钟，2日1次。

2. 取穴：大椎、委中穴

采用刺络拔罐法，对局部皮肤进行常规消毒后，用三菱针快速点刺，用闪火法将火罐吸拔在穴位上，待皮肤出血时起罐。每周2次。

3. 取穴：脾俞、足三里、三阴交、阳陵泉穴

采用留罐法，用闪火法将中号火罐吸拔在穴位上后，留罐10分钟，每日1次。

艾灸疗法

取穴：肺俞、曲池、大椎穴

用艾条温和灸，点燃艾条，每次每穴灸15分钟左右。

黄褐斑

黄褐斑又叫肝斑、蝴蝶斑，是指面部出现黄褐色或淡黑色斑片，形状不规则，颜色深浅不一，常分部于面颊、额头、鼻子、上唇等部位，此病多见于女性。

症状：面部出现大小不一的黄褐色或淡黑色斑片，其表面光滑无皮屑，不痒不痛，日晒后会加重。

小偏方

1. 山楂方行气散瘀、淡化斑色

原料：生山楂、鸡蛋清各适量。

制法：先将生山楂研成细末，用鸡蛋清调成糊状，然后用温水把脸洗净擦干，将药糊敷在脸上，1小时后将其洗去，每日早晚各1次。

功效：山楂有行气散瘀、消食健胃的功效，而黄褐斑多由肝郁气滞血瘀所致，因此用山楂治疗黄褐斑会有很大的效果。

2. 薏苡仁汤健脾利湿

原料：薏苡仁50克。

制法：将薏苡仁加入清水适量煎熬服用，每日1次。

功效：薏苡仁利水渗湿最在行，可以去湿除风、清热排脓、除痹止痛，对治疗小便不利、水肿、脚气和风湿疼痛等效果显著。

3. 黄精方健脾润肺

原料：黄精100克，米酒2500毫升。

制法：将黄精放在米酒中浸泡1周后服用，每日1次，每次50克。

功效：黄精具有补气养阴、健脾益肾、润肺的功效。黄精还具有降血压及降血糖作用，可以增加冠状动脉血流量，起降低血脂和延缓动脉粥样硬化等作用。

4. 白果祛斑方

原料：白果适量。

制法：将白果洗干净去掉外壳，然后将其捣烂成泥，将浆液均匀涂擦在面部。

功效：白果又称银杏，白果果仁含有多种营养元素，其中的B族维生素、胡萝卜素、氨基酸、蛋白质、脂肪、糖类等营养元素可以起到滋阴养颜、抗衰老、促进血液循环，使人肌肤、面部红润，精神焕发，所以，白果具有祛斑洁肤、润肤增白的作用。

足浴疗法

原料：当归20克，香附40克。

制法：将上述药材放入锅中，加入2000毫升水，煮沸20分钟，去渣取汁，将药液倒入浴盆中，先熏蒸患处，然后再浴足，每日1次。

拔罐疗法

1. 取穴：下关、颧髎、阳白穴

采用闪罐法，将中号玻璃罐吸拔在穴位上，闪罐40次左右，待罐体发热时更换火罐。

2. 取穴：关元、气海、血海、梁丘、肝俞、肾俞、脾俞穴

患者取仰卧位，采用留罐法，用闪火法将火罐吸拔在穴位上后，留罐10分钟左右，每日1次。

3. 取穴：背部反应点

采用刺络拔罐法，用三菱针连续针刺2下直至出血，然后马上将火罐吸拔在出血处，留罐5分钟，以血液凝成块为宜。

汗脚

汗脚是指脚底多汗，脚趾间有刺鼻的酸臭味，足底趾缝皮肤发白，容易出现趾间糜烂、裂纹、疼痛等症状的一种疾病。中医认为治疗此病，应该以清热利湿为主。

症状：足臭、脚底多汗、皮肤发白，容易出现趾间糜烂、裂纹、疼痛。

小偏方

1. 芦荟外敷方

原料：芦荟适量。

制法：将芦荟叶洗干净，然后搓揉取汁，将汁液均匀涂抹在洗干净的脚上，每晚 1 次。

2. 萝卜明矾足浴方

原料：白萝卜 60 克，明矾 15 克。

制法：将白萝卜洗干净切成片，和明矾一起放入锅中加水煎煮半小时，去渣取汁，待水温适宜时浸泡双脚，每晚 1 次。

3. 龙胆草足浴方

原料：龙胆草 30 克，川牛膝 20 克，黄柏 15 克，苍术 12 克，明矾 40 克。

制法：将上述药材加水煎熬，去渣取汁，将汁液倒入浴盆中浸泡双足，每日 2 次，每次半小时。

功效：此方具有清热燥湿的功效。

4. 千里光足浴方

原料：千里光、葛根、白矾各等量。

制法：将上述药材研成细末，装瓶备用。每次取 40 克放入浴盆中，加入沸水适量，待水温适宜时浴足，每日 2 次，每次 20 分钟。

功效：此方具有生津敛汗的功效。

5. 防风细辛足浴方

原料：防风 25 克，川白芷 20 克，北细辛、正川芎各 15 克。

制法：将上述药材放入锅中，加入适量清水煎熬30分钟后，去渣取汁，将汁液倒入浴盆中，待水温适宜时浸泡双脚。每日1次，每次30分钟。

6. 茉莉花足浴方

原料：茉莉花茶30克。

制法：将茉莉花放入浴盆中，加入适量开水和盐浸泡20分钟后，待水温适宜时浸泡双脚。

7. 苍耳子足浴方

原料：苍耳子、蛇床子、枯矾、甘草各15克。

制法：将上述药材放入锅中，加入适量清水煎熬30分钟后，去渣取汁，将汁液倒入浴盆中，待水温适宜时浸泡双脚。每日2次，每次30分钟。

功效：此方具有清热除湿的功效。

皲裂

皲裂是指手掌和足底的皮肤发生线性裂纹，在秋末冬初最容易出现。此病初起时会出现皮肤干燥、发硬、发紧症状，以后会逐渐变得粗糙，裂纹加深，疼痛难忍。此病多见于体力劳动者，由于感受风燥寒冷，皮肤缺少滋润，弹性下降，致使皮肤开裂。

症状：皮肤干燥、感觉发紧、发硬，弹性减低，出现裂纹、出血、疼痛等。

小偏方

1. 鸡蛋黄煎油补虚益气

原料：鸡蛋黄4个。

制法：将鸡蛋黄煎成油涂擦患处。

功效：鸡蛋黄有补虚损、益精气、润肺补肾的功效，适宜久病体虚或是虚劳的补益。

2. 麦冬方滋阴润燥

原料：麦冬适量。

制法：将麦冬生根捣烂，除去纤维后敷在患处。

功效：麦冬具有清心润肺、强阴益精、泻热除烦、消痰止嗽、行水生津、明目悦颜的功效，可以有效治疗皲裂症。

3. 白蜡油外敷方生肌止痛

原料：白蜡油、植物油各适量。

制法：将白蜡油和植物油按1∶1的比例混合，然后一起煎熬，将汁液涂在患处。

功效：白蜡油味甘、淡，性平，归脾、胃、大肠经，具有解毒、生肌、止痢、止血、定痛功效。

4. 冬青叶外敷方清热解毒

原料：冬青叶、桐油、香油各适量。

制法：将冬青叶研成细末，加入桐油和香油调成糊状涂在患处。

功效：冬青叶具有清热解毒、凉血散毒、抗菌消炎、活血通络的功效，主治口舌生疮、牙龈肿痛、烫伤、冻疮、皮肤急性化脓性炎症等。

足浴疗法

乌桕子侧柏叶足浴方

原料：乌桕子40克，侧柏叶50克，明矾15克。

制法：将上述药材放入锅中，加水2000毫升，煎煮20分钟，去渣取汁，将汁液倒入浴盆中，加入明矾，然后浴足，每日1次。

神经性皮炎

神经性皮炎是一种以瘙痒和皮肤苔藓样变为主要特征的慢性皮肤病。本病多见于青年人和成年人，起初表现为皮肤局部瘙痒，以后皮肤会逐渐变硬变厚，出现不规则的扁平丘疹，出现苔藓样斑块。中医认为本病为湿热邪毒侵袭所致，治疗时应以清热利湿、活血散结为主。

症状：瘙痒、皮肤苔藓样头晕、失眠、烦躁易怒、焦虑不安等。

小偏方

1. 荷叶粥治疗肺胃蕴热型神经性皮炎

原料：鲜荷叶 20 克，粳米 200 克。

制法：将荷叶洗干净后煮 20 分钟，去渣取汁，将粳米加入汁液中煮成粥食用，每日早晚各 1 次。

功效：此方具有清热泄浊的功效。

2. 醋蒜方散瘀解毒

原料：蒜瓣、米醋适量。

制法：将蒜瓣洗干净捣烂，用布包裹放在米醋中浸泡 3 小时后，将其捞出，然后用布包擦洗患处，每日 2 次，每次 10 分钟。

功效：大蒜具有杀菌、消炎、消除疲劳、增强体力的功效，对治疗神经性皮炎和疮疡有很好的疗效。

3. 丝瓜叶清热解毒方

原料：鲜丝瓜叶适量。

制法：将丝瓜叶捣碎后摩擦患处，以皮肤发红为宜，1 周 1 次。

功效：丝瓜叶具有清热、解毒、止血的功效。

4. 苦参泡醋去痒止屑

原料：苦参 200 克，陈醋适量。

制法：将苦参洗干净放在陈醋中浸泡 5 天，患处洗干净后将药液涂擦在患处，每日早晚各 1 次。

功效：苦参具有清热燥湿、祛风杀虫的功效，对治疗皮炎、湿疹等皮肤病疗效显著。

脱发

脱发是指毛发不正常脱落的现象，引起脱发的原因有很多，其中用脑过度、内分泌失调、营养不良、贫血、癌症等都可能引起脱发。男性脱发多在头顶和前头部，女性脱发多在头顶，其中女性在妊娠和分娩期更容易脱发。

症状：头发不正常脱落、毛发焦枯无光等。

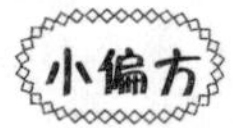

1. 陈醋方生发养发

原料：陈醋 200 毫升。

制法：在陈醋中加入 500 毫升水，将其烧热洗头，每天早晨 1 次。

功效：醋对皮肤、头发能起到很好的保护作用，中国古代医学就有用醋入药的记载，认为它有生发、美容、降压、减肥的功效。

2. 桂圆蜜糖粥治疗斑秃

原料：桂圆肉 400 克，蜜糖适量。

制法：将桂圆肉放入锅内干蒸半小时后，将其放在阳光下晒 2 个小时，这样反复做 5 天后加入适量水和蜜糖将其炖熟食用。

功效：桂圆肉有养血益脾的功效，可以大补气血，有效治疗脱发，尤其适用于气血亏虚引起的脱发。

3. 柚子核浸泡液治疗头发枯黄、脱发者

原料：柚子核 25 克。

制法：将柚子核用开水浸泡1天，用核液擦洗患处，每日2次。

功效：柚核含有脂肪油、黄柏酮、黄柏内酯等多种营养成分，对治疗头发枯黄、脱发有很好的效果。

4. 猪苦胆方治疗脱发见效快

原料：猪苦胆1个。

制法：将猪苦胆汁倒入盆中，加入适量温水，用其洗头，然后再用清水洗干净，每日1次。

功效：猪苦胆具有宣通上下、利水消肿、清热解毒的功效，其胆汁可以益肺、补脾、润燥，对治疗脱发、消渴、便秘、黄疸、百日咳、哮喘等有奇效。

5. 枸杞方治疗肾虚脱发

原料：枸杞15克，大米60克。

制法：将枸杞、大米洗净，放砂锅中煮成粥。1日2次。

功效：肾气虚损也会引起脱发，枸杞味甘，性平，有补肾、滋阴、养肝、明目、益气等功效。对治疗肾虚脱发有不错的功效。

6. 食盐止脱方

原料：食盐15克。

制法：先将食盐放入盆中，然后再加入适量温开水，搅拌均匀洗头，每周2次。

功效：盐有深层清洁、杀菌排毒、舒经活血、收敛皮脂腺的作用，用盐洗发是油性头发的首选。

7. 大蒜方止屑生发

原料：大蒜适量。

制法：将大蒜洗干净，捣烂成泥，将其敷在患处，每隔2小时换1次。

功效：大蒜中含有的挥发油能加速血液流向皮脂腺和毛囊的速度，从而促进毛发生长，对秃头也有治疗作用。把蒜泥敷在头皮上，可以改善毛发生长，消除头屑。

8. 枣树枝条方专治脂溢性脱发

原料：鲜枣树枝条适量，姜1块。

制法：将枣树条捆在一起，在一头用火点燃，将另一头滴下的油装入瓶中备用。将头发洗干净后，用姜先反复擦脱发处，待皮肤变红时将枣树枝油擦在脱发处，每日 3 次。

功效：枣树枝具有杀菌止痒的功效，还可以有效防止头皮屑增多。

白发

白发是指因为遗传因素或某些疾病所致的早年性白发，自然衰老后出现白发属于正常现象。白发的出现多是因为毛发中黑色素形成减少，黑素细胞形成黑色素功能减弱所致。

症状：头发变白。

小偏方

1. 大豆糊专治女性白发

原料：黑大豆 250 克，米醋 500 毫升。

制法：将大豆用醋煮熟，去豆后，再煎熬至糊状，用其染发。

功效：醋泡黑豆中的蛋白质是鸡蛋的 3 陪，其中还有 18 种氨基酸和大量的黑色素。这种黑色素可以有效抑制白发的生长。醋泡黑豆的功效除了以上几点外还有润肺燥热和降低血液中胆固醇的功用。

2. 桑葚方养血脉、乌须发

原料：桑葚、蜂蜜各适量。

制法：将桑葚洗干净，挤出汁液，放入锅中文火熬成膏状，加入适量蜂蜜调匀，装入瓶中备用。每日 1 次，每次服用 2 汤匙。

功效：桑葚中含大量的营养素、维生素 B_1、维生素 B_2 以及蛋白质、磷脂等，使头发和身体随时都保持足够的能量，是抑制白发的关键。

3. 木瓜油梳头治疗白发见效快

原料：木瓜 500 克。

制法：将木瓜放在麻油中浸泡 1 个月，用麻油梳头。

功效：木瓜性温，味酸，入肝、脾经。木瓜有清解暑气、化湿运脾、生津止渴的功效。

4. 核桃饮专治少年白发

原料：核桃仁1000克，白糖适量。

制法：将核桃仁放入水中浸泡3天，然后将其皮尖去掉。再将白糖放入锅中，待其溶化后加入核桃仁拌匀，冷后食用。

功效：核桃仁中含有锌、锰、铬等人体不可缺少的微量元素，具有健胃、补血、润肺、养神、润肤、黑发的功效。宋代刘翰等著《开宝本草》中记述，核桃仁“食之令肥健，润肌，黑须发，多食利小水，去五痔”。

5. 黑芝麻方补肾乌发

原料：黑芝麻、黑豆各250克，何首乌60克，熟地20克。

制法：将上述食材炒熟研成细末，将其制成黄豆大小的蜜丸，每日服用2次，每次服用30粒左右。

功效：中医认为头发的营养来源在于血，如果头发变白或易于脱落，多半是因为肝血不足，肾气虚弱所致。黑芝麻方有补肝血、补肾气的功效，能有效改善白发问题。

6. 石榴汁乌发方

原料：石榴适量。

制法：将石榴连皮带核捣烂取汁，汁液涂在发上。

功效：石榴汁含有多种氨基酸和微量元素，有助消化、抗胃溃疡、软化血管、降血脂和血糖，降低胆固醇等多种功能。

7. 何首乌方养阴补肾

原料：何首乌、枸杞各15克。

制法：将何首乌和枸杞用开水泡茶服用，每日1剂。

功效：李时珍在《本草纲目》里对何首乌的注解是：此物气温，补肝肾，收敛精气，能养血益肝，固精益肾，乌须发，健筋骨，为续嗣延年、滋补良药。除此之外，各代药典对首乌治疗白发均有记载，何首乌治疗白发的效果为历代医学大家所公认，特别是上等首乌制品治疗白发效果更为显著。

足浴疗法

1. 黑豆枸杞足浴方

原料：小黑豆200克，枸杞100克，核桃仁、何首乌各50克。

制法：将上述药材放入锅中，加入适量清水，煎煮半小时后，去榨取汁，将汁液倒入浴盆中，再加入适量开水，先熏蒸后浴足，每日1次，每次30分钟。

功效：此方具有补阴肾、养血脉的功效。

2. 黑芝麻足浴方

原料：黑芝麻200克，何首乌60克，当归、熟地各30克。

制法：将上述药材放入锅中，加入适量清水，煎煮半小时后，去渣取汁，将汁液倒入浴盆中，再加入适量开水，先熏蒸后浴足，每日1次，每次40分钟。

功效：此方具有凉血乌发的功效。

3. 牛膝足浴方

原料：牛膝300克。

制法：将上述药材放入锅中，加入适量清水，先浸泡10分钟，然后再煎煮半小时，去渣取汁，将汁液倒入浴盆中，再加入适量开水，先熏蒸后浴足，每日2次，每次40分钟。

按摩疗法

1. 取穴：涌泉穴

用掌根擦按涌泉穴80次左右，以有气感为宜。

2. 取穴：甲状腺反射区

刮按甲状腺反射区60次左右，力度适中。

3. 取穴：阳陵泉、足三里穴

单手扣拳，点揉阳陵泉和足三里穴各80次左右，力度以胀痛为宜。

part VII

五官科小偏方：眼耳口鼻眉都健康

口腔溃疡

口腔溃疡是口腔科的常见病，是口腔上皮组织发生缺损的一种疾病，具有反复性和周期性的特点。本病初起时口腔黏膜上可见细小红点，有灼热疼痛感，之后会逐渐扩大，形成溃疡面，并有淡黄色渗出物。本病有实证和虚证之分，实证多发生在口腔前半部，开始为红色隆起，中间有溃点，表面有黄白色膜；虚证克出现在口腔任何位置，溃疡微红不肿，有疼痛感，病程较长且容易反复。

症状：口腔黏膜上出现细小红点，疼痛、发热、进食困难等。

小偏方

1. 绿豆方专治口疮

原料：绿豆60克，生地30克。

制法：将绿豆和生地放入锅中，加水适量煮熟，食用时去除生地，每日1次。

功效：绿豆性凉，味甘，内服具有清热解毒、消暑利水、抗炎消肿、保肝明目、止泄痢、润皮肤、降低血压等功效，其籽粒和水煎液中含有生物碱、香豆素、植物甾醇等生理活性物质，对人类和动物的生理代谢活动具有重要的促进作用。

2. 番茄汁清热生津

原料：番茄适量。

制法：先将番茄洗干净，用沸水浸泡，去皮后将其用布包裹挤出汁液，然后将汁液含入口内，每次5分钟左右。

功效：西红柿中含有番茄碱，可明显降低组织胺所致毛细血管通透性升高，具有抗炎作用。加之西红柿中还含有丰富的核黄素、抗坏血酸、维生素A、维生素K等，对防治牙龈出血、口腔溃疡是有好处的。

3. 苹果萝卜汁治疗口腔溃疡

原料：苹果250克，胡萝卜200克。

制法：将苹果和胡萝卜洗干净，搅成汁食用。

功效：胡萝卜含有丰富的胡萝卜素、维生素C和B族维生素，人体缺乏B族维生素会导致口角干裂、口腔发炎，缺乏维生素C会导致牙龈出血和其他口腔黏膜出血等，因此多吃胡萝卜对口腔有很好地保护作用。

4. 大蒜方治疗口腔溃疡

原料：生大蒜适量。

制法：将大蒜去皮，切成片状，含在口中。

功效：此方具有促进血液循环、促进唾液分泌、帮助消化的功效，对治疗牙痛、咽痛以及口腔溃疡有很好的疗效。

拔罐疗法

取穴：神阙穴

患者取仰卧位，对皮肤进行常规消毒后，用梅花针轻叩数下，然后用闪火法将火罐吸拔在穴位上，留罐10分钟，隔日1次。

足部外敷方

1. 吴茱萸外敷方

原料：吴茱萸、米醋各适量。

制法：将吴茱萸研成细末，用米醋调成糊状后敷在双足涌泉穴上，外用胶布固定，1日1次，每次取3克。

功效：此方有引热下行的功效。

2. 细辛外敷方

原料：细辛15克，鸡蛋适量。

制法：将细辛研成细末，然后将鸡蛋打破，取出鸡蛋清倒入碗中，加细辛粉调成糊状，敷在涌泉穴上，1日1次。

功效：此方具有温肾降逆的功效。

3. **黄连外敷方**

原料：黄连3份，肉桂1份。

制法：将上述药材研成细末，加入米醋调成糊状敷在涌泉穴上，外用胶布固定，每晚1次。

流鼻血

鼻出血又叫鼻衄，是临床常见的病症之一，常由鼻腔病变引起，也可以由全身疾病引起，一般来说，鼻子受到压力或者碰撞也会出血。此病可见于各种年龄段，且一年四季均可发生。鼻出血有虚实之分，虚证出血时颜色较淡，出血绵绵不绝，反复发作；实证出血血色较深，发作突然，多因肺热、胃热、肝火旺盛引起。

症状：鼻子流血不断。

小偏方

1. **无根草瘦肉方治疗习惯性流鼻血**

原料：鲜无根草30克，猪瘦肉适量。

制法：将上述药材放入锅中，按1：1比例加入水和酒，煎熬服用。

功效：无根草味酸、苦，性凉，归肝、肺经，具有清热解毒、止血、利湿、消肿的功效，主治鼻衄、流鼻血、湿疹、痔疮、肝炎等症。

2. **胭脂菜外用方凉血解毒**

原料：鲜胭脂菜100克。

制法：将胭脂菜洗干净，捣烂取汁，用棉球将汁液塞在鼻内。

功效：胭脂菜味甘、酸，性寒，具有凉血解毒、滑肠通便、清热利湿的功效，主治大便秘结、小便短涩、热毒疮疡、跌打损伤等症。

3. 韭菜汁止血方消炎止血

原料：新鲜韭菜150克。

制法：将韭菜洗干净，用布包裹挤出汁液2杯，喝汁即可止血。

功效：韭菜汁味甘、辛，性温，含有蛋白质、B族维生素和维生素C、碳化物、糖类等多种营养元素，具有止血、止痛、消炎的功效。

4. 大蒜敷足心治疗流鼻血

原料：大蒜适量。

制法：将大蒜剥去外皮捣烂，敷足心涌泉穴，外用纱布包扎固定。

功效：大蒜中含蛋白质、脂肪、糖类、B族维生素、维生素C等营养成分，还含有硫、硒、有机化合物（大蒜素）以及多种活性酶。此外，大蒜中钙、磷、铁等元素的含量也很丰富。

5. 车前子方治疗肝火上逆型流鼻血

原料：车前子18克，生地、代赭石、钩藤各15克，柴胡、当归、茜草各12克，山栀子、侧柏叶、黄芩各9克，龙胆草、木通、甘草各6克，泽泻2克，羚羊角1.5克。

制法：将上述食材加水煎熬食用。

功效：此方具有清肝泻火、降逆止血的功效。

刮痧疗法

1. 取穴：曲池、委中、大椎、行间、少商穴

先刮曲池、委中、大椎穴，以出现痧痕为止，再点刺行间、少商穴，放血1~2滴，每日1次。

2. 取穴：大椎、上星、迎香、上商、合谷穴

先刮大椎、上星穴，以出现痧痕为止，再点揉迎香、上商、合谷穴，每穴5分钟，每日1次。

牙痛

牙痛是口腔科常见的疾病之一，造成牙痛的原因有很多，牙髓炎、龋齿、牙周炎、牙齿敏感、神经系统疾病以及身体其他慢性病都可能引起牙痛的发生。

症状：牙痛，咀嚼困难，遇冷、热、酸等刺激疼痛加重等。

小偏方

1. 茄子头方消肿止痛

原料：带把的茄子适量。

制法：将带把的茄子头放入烤箱中小火烤干，然后将其研成粉末，将粉末装入密封瓶中备用。每次牙痛时取少许涂在牙周围。

功效：茄子味苦、性寒，有散血瘀、消肿止疼、治疗寒热、祛风通络和止血等功效。古代曾将茄子列入皇帝的膳单。

2. 桃树根皮方杀虫止痛

原料：桃树根皮 10 克，生姜 2 克。

制法：先将桃树根皮加水煎熬，去渣取汁，用汁液漱口。再将药材一起捣烂，放在患牙上。

功效：桃树根皮味苦，性平，具有清热利湿、活血止痛、截疟、杀虫的作用，常用于风湿关节炎、腰痛、跌打损伤、丝虫病等病症的治疗。

3. 花椒方治疗虫蛀牙痛

原料：花椒 15 克，白酒适量。

制法：将花椒放在白酒内浸泡 15 天左右，去渣取汁，将汁液塞入蛀牙内。

功效：此方有消炎镇痛的功效。

4. 白菜根疙瘩液治疗风火牙痛

原料：白菜根疙瘩 1 个。

制法：将白菜根疙瘩洗净捣烂，挤出汁液滴入耳朵。

滴左耳治疗左边牙痛，滴右耳治疗右边牙痛。

功效：此方具有清热散风的功效。

5. 冰糖水用治虚火上升引起的牙痛

原料：冰糖 100 克。

制法：将冰糖放入锅中，加入 1 碗清水，待冰糖煮溶后，水剩 1/2 时食用，每日 2 次。

功效：此方具有清热润肺的功效。

6. 仙人掌汤治疗牙痛见效快

原料：仙人掌 30 克。

制法：将仙人掌去除皮刺后洗干净，放入锅内，加入适量水，煮沸 20 分钟，连汤带仙人掌一起服用。

功效：中医认为仙人掌味苦，性寒，具有消炎止痛、行气活血、清热解毒的功效。

7. 荔枝方消肿止痛

原料：荔枝 1 个。

制法：将荔枝烧成灰，研成细末，用其擦牙。

功效：荔枝具有消肿解毒、止血止痛的功效。对治疗烦渴、呃逆、胃痛、瘰疬、疔肿、牙痛、外伤出血有很好的疗效。

按摩疗法

1. 取穴：太溪、昆仑穴

每穴捏按 80 次左右，力度以酸痛为宜。

2. 取穴：内庭、陷谷、仆参、金门、第二仆参穴

按揉各穴 80 次左右，力度以胀痛为宜。

拔罐疗法

1. 取穴：大椎、风池穴

患者取坐位，采用刺络拔罐法，先用三菱针点刺穴位，然后用闪火法将火罐吸拔在穴位上，留罐10分钟，每日1次。

此法主要治疗风火牙痛。

2. 取穴：志室、颊车、肾俞、下关穴

患者取坐位，采用留罐法，用闪火法将火罐吸拔在穴位上，留罐10分钟，隔日1次。

此法主要治疗虚火牙痛。

针刺疗法

取穴：下关穴

对局部皮肤进行常规消毒后，用2.5~3寸毫针针入2寸左右，以患者麻胀、疼痛消失为宜。

麦粒肿

麦粒肿是指眼部腺体的化脓性炎症，因其红肿似麦粒，因此称之为麦粒肿。麦粒肿有外麦粒肿和内麦粒肿之分，外麦粒肿多为葡萄球菌感染所致，表现为睫毛囊周围皮脂腺的化脓性炎症，起初为红肿、酸痛，几日后会出现黄色脓点；内麦粒肿症状较为剧烈，表现为睑板腺的化脓性炎症，化脓后可见脓点。

症状：化脓性炎症、红肿、酸痛等。

小偏方

1. 金银地黄外敷方消炎燥湿

原料：生地黄、金银花各15克，白菊花10克，大黄5克，枯矾1克，鸡蛋1个。

制法：将上述药材研成细末，加入蛋清调成糊状，敷在患处，每日3次。

功效：枯矾味酸，性寒，具有消炎、燥湿、杀菌止泻、止血、解毒、杀虫的功效。

2. 芙蓉薄荷外敷方清热凉血

原料：芙蓉花、薄荷叶各5克。

制法：将上述药材捣烂，将其敷在患处，每日3次。

功效：芙蓉花有清热凉血、消肿排脓、清热解渴、帮助消化、利尿消水肿、养血活血、养颜美容、消除宿醉等功效。

3. 鲜生地方生津润燥

原料：鲜生地50克，醋适量。

制法：将生地捣烂取汁，将醋加入其中搅拌均匀，敷在患处。

功效：鲜生地味甘、苦，性寒，归心、肝、肾经。具有清热凉血、生津润燥的功效，主治高热神昏、斑疹、津伤烦渴、崩漏、便血、口舌生疮、咽喉肿痛、跌打伤痛等症。

4. 玉枢丹外敷方消肿止痛

原料：玉枢丹9克，醋适量。

制法：将玉枢丹用醋调成糊状敷在患处。

功效：玉枢丹具有化痰开窍、辟秽解毒、消肿止痛的功效。

足浴疗法

1. 金银菊花足浴方

原料：金银花、菊花、桑叶各15克，当归尾、黄连、防风各10克。

制法：将上述药材放入锅中，加入适量水浸泡半小时，然后煮沸20分钟，去渣取汁，将汁液倒入浴盆中，熏蒸患处再浴足，每日早晚各1次，每日1剂。

2. 蒲公英足浴方

原料：蒲公英60克，野菊花20克。

制法：将上述药材放入锅中，加水浸泡半小时，再煮沸20分钟，去渣取汁，将汁液倒入浴盆中，先熏蒸患处，然后再浴足，每日早晚各1次，每日1剂。

近视

近视是眼科常见的疾病，多见于青少年。引起近视的原因有很多，有先天因素，也有后天因素，先天遗传性因素的近视很难治疗；后天因素主要有看书方式不当、光线不好、长时间注视等，后天因素引起的近视只要及时治疗，一般都会有明显的好转。

症状：看远处视物困难，眼胀、头痛、视力疲劳等。

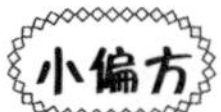

1. 鸡肝方治疗青少年近视

原料：鸡肝 50 克。

制法：将鸡肝洗干净，然后放入沸水中，待其变色无血时将其拿出，加入盐调味，汤料皆可食用。

功效：此方具有养肝明目的功效。

2. 羊肝方主治疲劳性近视

原料：羊肝、粳米、葱各适量。

制法：将羊肝去膜后切碎，加入葱一起炒焦，然后研成细末放入锅中，加入清水适量煮烂，去渣取汁，将粳米加入汁液汇总煮成粥食用。

功效：羊肝味甘、苦，性凉，入肝经，具有益血、补肝、明目的作用，羊肝中还含有丰富的维生素 A，可防止夜盲症和视力减退，有助于对多种眼疾的治疗。

拔罐疗法

1. 取穴：心俞、膈俞、太阳、攒竹穴

患者取坐位，采用留罐法，用闪火法将火罐吸拔在穴位上，留罐 10 分钟，每日 1 次。

2. **太阳、风池、肝俞、肾俞穴**

患者取坐位，采用留罐法，用闪火法将火罐吸拔在穴位上，留罐10分钟，每日1次。

针刺疗法

取穴：承泣穴

对局部皮肤进行常规消毒后，用30号1.5寸毫针以30°角向睛明穴方向斜刺，约刺入1寸，眼部周围有酸胀感时，留针5分钟。每日1次，10次为1个疗程。

足浴疗法

1. **苦参桑叶足浴方**

原料：苦参、桑叶、野菊花各50克，龙胆草、金钱草、杏仁各20克。

制法：将上述药材放入锅中，加入适量请示煎煮30分钟，去渣取汁，将汁液倒入浴盆中，加入适量开水，先熏蒸后浴足，每日2次，每次30分钟。

功效：此方具有疏肝明目的功效。

2. **当归熟地足浴方**

原料：当归、熟地、枸杞各30克，白菊花、桑葚、玄参各20克。

制法：将上述药材放入锅中，加入适量清水煎煮30分钟，去渣取汁，将汁液倒入浴盆中，加入适量开水，先熏蒸后浴足，每日3次，每次30分钟。

功效：此方具有明目清心的功效。

按摩疗法

1. **取穴：水泉、足临泣穴**

按揉水泉和足临泣穴各80次左右。

2. 取穴：输尿管反射区

按压输尿管反射区 60 次左右。

3. 取穴：肾上腺、垂体、眼反射区

单手食指扣拳，点按肾上腺、垂体、眼反射区各 80 次左右，以感到疼痛感为宜。

老花眼

老花眼多出现在老年人群，表现为视力减退、视物不清等，中医认为，本病多因肝肾亏虚所致，治疗时应当以补肝益肾为主。

症状：视力减退、视物不清、头痛、眼胀等。

小偏方

1. 马铃薯方治疗眼睛散光、模糊

原料：马铃薯、苹果、番茄、胡萝卜各适量。

制法：将上述食材洗干净去皮，放在搅拌机中绞出汁液，即可食用。

2. 枸杞贞子方养肝明目

原料：枸杞、女贞子 30 克，粳米 200 克。

制法：先将枸杞和女贞子放入锅中，加适量清水，小火煮沸半小时后去渣取汁，再将粳米放入汁液中煮成粥，快熟时加少许冰糖调味，每日早晚食用。

功效：枸杞具有补肾益精、养肝明目的功效。宋代陈直《养老奉亲书》中载长期服用枸杞，可使人“明目驻颜，轻身不老，明目安神，令人长寿。”枸杞中所含的大量胡萝卜素，进入人体后可在酶的作用下，转化成维生素 A。维生素 A 向来被称为保护眼睛、防止视力退化的特效维生素。

3. 黑豆粳米粥用治老花眼

原料：黑豆、粳米各100克，浮小麦50克。

制法：先将浮小麦用布纱布包好，然后将布包与黑豆一起放入锅中，加入适量水煎煮，煮至黑豆开花后，将浮小麦去除，再加入粳米煮成粥，每日分早晚2次食用。

功效：浮小麦味甘、咸，性凉，归入心经，具有益气、除热、止汗的功效。

按摩疗法

（1）双手中指先沿顺时针方向按摩太阳穴20次左右，然后再逆时针按摩20次左右。

（2）双手中指来回按摩眉毛20次左右。

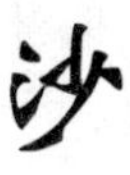

眼

沙眼是由沙眼衣原体病毒感染引起的一种慢性传染性结膜炎，因为病变在眼皮内形成像沙粒状的粗糙面，因此称之为沙眼。

症状：流泪、发痒、怕光、疼痛、分泌物多等。

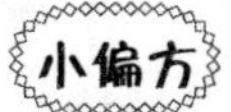

1. 黄连西瓜霜药汁治疗沙眼

原料：黄连、西瓜霜各5克，西月石0.2克。

制法：将上述药材放入锅中，加水适量，煮沸1小时后，去渣取汁，每日用药汁洗眼。

功效：西月石具有清热解毒、消肿、防腐、清肺化痰的功效，常用于急性扁桃体炎、咽喉炎、咽喉肿痛、口舌生疮、口腔炎、目赤肿痛等病症的治疗，为五官科疾患的常用药。

2. 秦皮汤洗眼方

原料：秦皮12克。

制法：将秦皮放入锅中，加水适量煎熬，去渣取汁，待水温适宜时用汁液洗眼，每日2次。

功效：秦皮具有清肝明目、清热燥湿的功效，对治疗沙眼、目赤肿痛等症有很好的疗效。

3. 桑叶方清肝明目

原料：桑叶15克，青盐6克。

制法：将桑叶洗净，加水、青盐浸泡，带水澄清后，用其洗眼。每日2次。

功效：桑叶具有疏散风热、清肺润燥、清肝明目的功效。主治风热感冒、肺热燥咳、头晕头痛、目赤昏花等。桑叶不仅可用于风热引起的目赤羞明，且可清肝火，对治疗肝火上炎的目赤肿痛有很好的疗效。

4. 蒲公英方清热解毒

原料：蒲公英适量。

制法：先将蒲公英洗干净，折茎取白汁，煮沸半小时，去渣取汁。每日用汁液点眼3次，每次1~2滴。

功效：蒲公英味甘、苦，性寒，具有清热解毒、消痈散结、消炎、凉血、利尿、利胆、轻泻、健胃、防癌等多种功能。主治急性结膜炎、咽炎、感冒发烧、急性扁桃体炎、风湿性关节炎、急性支气管炎、痤疮、粉刺、结石症、肝热目赤肿痛以及多种感染、化脓性疾病。

5. 夜明砂清洗方

原料：夜明砂、草决明、蝉蜕各9克，凤凰壳6克，米醋适量。

制法：将上述药材放入锅中，加入米醋煎熬，去渣取汁，待水温适宜时用汁液洗眼，每日2次。

功效：蝉蜕具有散风除热、解痉、利咽的功效。

慢性咽炎

慢性咽炎是指咽部黏膜的弥漫性炎症，多因急性咽炎反复发作而致，此外饮酒过量、粉尘或化学气体刺激咽部也有可能导致慢性咽炎的发生。此病多见于成年人，有病程长、较难治愈的特点。中医认为本病多为肺肾阴亏、虚火上炎所致，治疗时当以养阴润肺、引热下行为主。

症状：咽干、咽痒、疼痛、有异物感、声音粗糙、干咳无痰、咽部黏膜充血等。

小偏方

1. 杏仁粉治疗咽炎见效快

原料：杏仁500克，红糖适量。

制法：将杏仁炒干，然后将其研成细末，加入红糖搅拌均匀，每日3次，每次5克，温开水送服。

功效：杏仁具有祛痰止咳、润肠通便、平喘的功效。

2. 绿豆海带粥清热解毒

原料：绿豆、海带各50克，白糖适量。

制法：将海带放水中浸泡，待其变软后，将其洗干净切成丝状，与绿豆一起加水煮烂，待快熟时加入白糖调味。

功效：绿豆性凉、味甘，具有清热解毒、消暑除烦、止渴健胃、利水消肿的功效。主治暑热烦渴、湿热泄泻、水肿腹胀、疮疡肿毒、丹毒疖肿等症。

3. 罗汉果雪梨方治疗阴虚内热型咽炎

原料：罗汉果、雪梨各1个。

制法：将雪梨和罗汉果洗干净，然后将雪梨去除皮和核，将二者放入锅中加水煎煮半小时即可食用。

功效：此方具有清热滋阴、润喉消炎的功效。

4. **芝麻叶方养肝润燥**

原料：鲜芝麻叶 6 克。

制法：将芝麻叶洗净后食用，每日 3 次。

功效：芝麻叶性平，味苦，具有滋养肝、肾、润燥滑肠功能。主治肾虚、头眩、脱发、津枯血燥、大便秘结等症。

针刺疗法

取穴：人迎穴

患者取仰卧位，对局部皮肤进行常规消毒后，用 1 寸毫针，从人迎穴向喉结方向刺入。接电麻仪，连续波，电流大小以局部皮肤有节奏性跳动为宜，留针 20 分钟，每日 1 次。

此法需专业人士操作，自己勿轻易尝试。

足浴疗法

1. **金针竹笋足浴方**

原料：金针叶 50 克，竹笋 40 克。

制法：将上述食材放入锅中，加入适量水煎煮，去渣取汁，将汁液倒入浴盆中，待水温适宜时浴足。

2. **冬瓜皮足浴方**

原料：冬瓜皮 60 克，茄皮、茄蒂各 50 克。

制法：上述食材放入锅中，加入适量水煎煮，去渣取汁，将汁液倒入浴盆中，待水温适宜时浴足。每日 1 次。

扁桃体炎

扁桃体炎多因温热病后余邪清除不利导致邪热灼伤肺阴，致使痰热聚集于咽部，导致喉核红肿而发病。此病有慢性和急性之分，慢性扁桃体炎多由急性扁桃体炎发展而来，表现为咽部干燥、发痒、疼痛等；急性扁桃体炎主要由溶血性链球菌引起，起病急，多见于青少年。

症状：急性表现为畏寒、高热、头痛、咽痛、口臭、全身酸痛等；慢性表现为咽痒、咽干、酸痛、灼热、有异物感等。

小偏方

1. 合欢粥治疗急慢性扁桃体炎

原料：合欢花 20 克，粳米 100 克，白糖适量。

制法：将合欢花洗干净切成碎片，与粳米一起加水煮成粥食用，每日 1 剂。

功效：合欢花具有理气、安神、养血、清心明目的功效。

2. 半夏大黄方解毒消肿

原料：生大黄、玄明粉、姜半夏各 9 克，淡附子 3 克，细辛 1 克，生甘草 3 克。

制法：将上述食材放入锅中，加水煎熬，去渣取汁，每日 1 剂，每日服用 2 次。

功效：附子、细辛具有辛热、散寒的功效，半夏具有化痰、降逆的功效，甘草可以解毒，玄明粉可以散热。

3. 玄参蒲黄方消肿利咽

原料：玄参 15 克，蒲黄、白僵蚕、蝉衣、片姜黄、桔梗、山豆根、黄芩各 10 克，生大黄 9 克，甘草 6 克。

制法：将上述药材放入锅中，加入清水适量煎熬，去渣取汁，每日 1 剂，每日 3 次。

功效：僵蚕具有散风除湿、清热解郁的功效，蝉衣具有解毒利咽的功效，片姜黄具有行气散结、消肿止痛的功效。

按摩疗法

1. 取穴：天窗、风池、天柱、天鼎、人迎、水突穴

依次按揉天窗、风池、天柱、天鼎、人迎、水突穴各 40 次左右，力度以轻柔平缓为宜。

2. 取穴：肩井、气舍、中府、天突、膻中穴

依次按压肩井、气舍、中府、天突、膻中穴各 40 次左右，以产生酸疼感为宜。

3. 取穴：合谷穴

掐按合谷穴 30 次，力度以产生酸痛感为宜。

4. 取穴：输尿管反射区

用拇指指腹推按输尿管发射区各 50 次左右。

5. 取穴：脾反射区

用拇指指腹推按脾发射区各 50 次左右。

6. 肾上腺、上身淋巴结反射区

用食指扣拳法顶压肾上腺、上身淋巴结反射区各 70 次左右，以有酸痛感为宜。

鼻窦炎

鼻窦炎是指上额窦、额窦、蝶窦、筛窦的黏膜发炎症状，其中上额窦炎和筛窦炎最为常见。中医认为本病多由肺气不和、风邪外袭、风寒上扰、瘀滞鼻窍所致，治疗时应对症分治。

症状：鼻塞、头痛、流鼻涕、嗅觉减退、发热、注意力不集中等。

小偏方

1. 西瓜藤方宣肺解表

原料：西瓜藤 30 克，蜂蜜适量。

制法：将西瓜藤烘干，研成细末，用蜂蜜水冲服。

功效：西瓜藤性寒，味甘，归心、胃、膀胱经，具有清热解暑、生津止渴、利尿除烦的功效，主治口鼻生疮、胸膈气壅、满闷不舒、小便不利等症。

2. 丝瓜藤方驱寒通窍

原料：丝瓜藤适量。

制法：将丝瓜藤洗干净后晾干，研成细末，用白糖水送服，每日 2 次，每次 10 克。

功效：丝瓜藤要选取距离地面 3 ~7 厘米处的 1 段。

刮痧疗法

取穴：曲池、列缺、合谷穴

采用泻法，依次刮三穴，以刮出痧痕为宜。

按摩疗法

1. 取穴：印堂穴

患者取坐位，用拇指指腹从印堂穴开始向上推至发际，反复操作20次左右。

2. 取穴：迎香穴

用拇指指腹点揉迎香穴2分钟，最后用食指指腹快速推擦鼻子两侧，以产生灼热感为宜。

慢性鼻炎

慢性鼻炎是指鼻腔黏膜和黏膜下层的慢性炎症，多由急性鼻炎发展而来，此外长期吸入烟草、煤炭、面粉以及污染后的空气也可导致该病的发生。慢性鼻炎在白天时会减轻，夜晚会明显加重。

症状：鼻塞、流涕、头痛、头昏、耳鸣、嗅觉失灵、精神萎靡等。

小偏方

1. 葱白方散寒通窍

原料：葱白、苏叶、生姜各10克，

制法：将上述药材放入锅中，加水煎熬，去渣取汁。每日3次。

功效：苏叶也叫紫苏叶，有散寒解表、理气宽中的功效，主治风寒感冒、咳嗽、胸腹胀满，恶心呕吐等症。种子也称苏子，有镇咳平喘、社痰的功能，长期食用苏子油对治疗冠心病及高血脂有明显疗效。

2. 大蒜汁治疗萎缩性鼻炎

原料：紫皮蒜适量。

制法：将蒜去皮洗干净，捣烂成泥，去渣取汁，在汁液中加入等量甘油，用棉签蘸取汁液擦拭鼻腔内部，每日3次。

功效：大蒜性温味辛辣，入脾、胃、肺经，具有辛散行气、暖脾胃的功效，用大蒜治疗鼻炎是取大蒜辛辣之性、发散行气、宣肺散邪通窍之功。

3. 丝瓜藤猪油汤解毒通窍

原料：根部位的丝瓜藤3米左右，瘦猪肉60克。

制法：丝瓜藤洗净切段，猪肉切块，将二者放入锅中加水煮成汤，加入少许盐调味，饮汤吃肉。

功效：丝瓜藤味苦，性微寒，归心、脾、肾经，有舒筋活血、止咳化痰、解毒杀虫的功效，主治咳嗽痰多、腰膝酸痛、肢体麻木、月经不调、鼻炎、牙宣、龋齿等疾病。

4. 芝麻油润燥消肿

原料：芝麻油适量。

制法：将芝麻油滴入两鼻腔3滴左右，每日3次。

功效：芝麻油有润燥、补液、息风、解毒杀虫及消诸疮肿之功效。

拔罐疗法

取穴：肺俞、膈俞、中脘、风池、脾俞、足三里穴

患者取坐位，用闪火法将火罐吸拔在穴位上，留罐10分钟，每日1次，10次为1个疗程。

足浴疗法

1. 薄荷白芷足浴方

原料：薄荷、白芷、辛夷、苍耳子各15克，细辛5克。

制法：将上述药材放入锅中，加入适量水，煮沸后去渣取汁，先取少量汁液滴入鼻子内，然后将剩余汁液倒入浴盆中，待水温适宜时浸泡双脚。每日2次，每次30分钟。

2. 枇杷桔梗足浴方

原料：枇杷叶、桔梗各25克，薄荷、苍耳子各18克，生甘草6克。

制法：将上述药材放入锅中，加入适量水浸泡20分钟，开火煎煮，去渣取汁，先取少量汁液滴入鼻子内，然后将剩余汁液倒入浴盆中，待水温适宜时浸泡双脚。每日 2 次，每次 30 分钟。

3. 茅根生地足浴方

原料：茅根、生地、辛夷、丹皮、赤芍、败酱草、苍耳子、鱼腥草各 20 克，金银花 15 克。

制法：将上述药材放入锅中，加入适量水，先浸泡 10 分钟，再煎煮，去渣取汁，将汁液倒入浴盆中，待水温适宜时浸泡双脚。每日 2 次，每次 30 分钟。

按摩疗法

1. 取穴：肺反射区

推按肺反射区 150 次左右，以感到酸疼为宜。

2. 取穴：鼻、肾、膀胱、额窦、甲状旁腺、头颈淋巴结反射区

点按鼻、肾、膀胱、额窦、甲状旁腺、头颈淋巴结反射区各 80 次左右。

过敏性鼻炎

过敏性鼻炎也叫应变性鼻炎，是指身体对某些过敏源敏感而导致鼻黏膜病变的疾病。此病可见于任何年龄段，且常年都可发生。

症状：鼻塞、嗅觉减退、痒痛等。

小偏方

1. 淡豆豉方驱寒除浊

原料：淡豆豉 20 克，绿豆、防风、石菖蒲各 15 克，生甘草、苹荑各 10 克，细辛 3 克。

制法：将上述食材加入适量水煎服，每日 1 次。

功效：苹荑具有祛风、通窍的功效，对治疗鼻炎、鼻渊、鼻塞不通具有治疗功效。

2. 苍耳川芎方清凉通窍

原料：苍耳子、金银花、川芎各15克，黄芩12克，蔓荆子、菊花各10克，甘草、薄荷各6克，细辛3克。

制法：将上述药材加水煎服，每日2次。

功效：苍耳子具有散风寒、祛风湿、通鼻窍的功效。

3. 芝麻油治疗各种鼻炎

原料：芝麻油适量。

制法：将芝麻油滴入两侧鼻腔各3滴，每日3次。

功效：此方具有消肿、清热润燥的功效。

拔罐疗法

1. 取穴：神阙穴

患者取坐位，采用留罐法，用闪火法将火罐吸拔在穴位上，留罐5分钟，间隔3分钟拔1回，共拔3回。每日1次，10次为1个疗程。

2. 取穴：脾俞、印堂、足三里穴

患者取坐位，采用留罐法，用闪火法将火罐吸拔在穴位上，留罐10分钟，每日1次，10次为1个疗程。

急性结膜炎

急性结膜炎也称为传染性结膜炎，俗称“火眼”或“红眼病”，此病多发生在秋季，患者常感觉眼部有异物感或烧灼感，结膜充血显著，严重时会发生角膜溃疡。此病多由细菌和病毒感染引起，起病急，传染性强。发生此病应注意个人卫生，不吃刺激性食物，不随意外出，以防交叉感染。

症状：双眼发烫、眼红、畏光、流泪，眼皮容易被分泌物粘住，不易睁开等。

小偏方

1. 蒲公英汁治疗流行性急性结膜炎

原料：鲜蒲公英500克。

制法：将鲜蒲公英放入锅中，加入适量清水煎煮，去渣取汁，汁液可以内服，也可以热敷。

功效：此方具有清热、祛风、解毒的功效。

2. 三豆方清热利湿

原料：绿豆200克，赤小豆150克，生黑豆、薏苡仁各100克，甘草6克。

制法：将上述食材放入锅中，加入适量水煮成粥，即可食用。

功效：赤小豆味甘、酸，性平，具有利湿消肿、清热退黄、解毒排脓的功效。

3. 白菊花方消肿止痒

原料：白菊花、霜桑叶、蒲公英各20克，浮萍15克。

制法：将上述食材放入锅中，加入适量水煎煮，即可食用。

功效：浮萍味辛，性寒，归肺、膀胱经。具有发汗解表、透疹止痒、利尿消肿的功效，主治风热感冒、麻疹不透、风疹瘙痒、水肿、癃闭、疮癣、丹毒、烫伤等症。

刮痧疗法

取穴：太阳、合谷、曲池、外关、四白、睛明、攒竹、丝竹、瞳子髎、风池、肺俞、肝俞、肾俞穴

先点揉太阳、四白、睛明、攒竹、丝竹、瞳子髎穴，再刮合谷、曲池、外关穴，用泻法，以刮出痧痕为宜，每日1次；用补平泻法，先刮太阳、睛明、风池，再刮肺俞、肝俞、肾俞穴，以刮出痧痕为宜，隔日1次。

足部外敷方

1. 胡连外敷方

原料：胡连20克，茶叶适量。

制法：茶叶加水泡好，去渣取汁；将胡连研成细末，加入茶汁调成糊状后均匀涂在双脚足心，外用胶布固定，每日1次。

功效：此方具有疏肝清热的功效。

2. 大黄南星外敷方

原料：大黄、南星、米醋各适量。

制法：将大黄和南星各研成细末，然后按1：1的比例混合，每次取20克加入米醋调成糊状，敷在双脚涌泉穴上，1日1次。

功效：此方具有清热泻火的功效。

3. 附子外敷方

原料：附子、吴萸各适量。

制法：将附子和吴萸各研成细末，然后按1：1的比例混合，每次取20克加入米醋调成糊状，敷在双脚涌泉穴上，1日1次。

功效：此方具有引热下行的功效。

足浴疗法

1. 牛膝菊花足浴方

原料：牛膝、菊花、苍术、黄柏、桑叶各适量。

制法：将上述药材加入锅中，加入适量清水，煎煮30分钟后去渣取汁，将汁液倒入浴盆中，待水温适宜时浴足。每日1次，每次30分钟。

功效：此方具有清风除热、明目清湿的功效。

2. 荠菜根足浴方

原料：荠菜根10个，鲍鱼壳2个。

制法：将上述药材加入锅中，加入适量清水，煎煮30分钟后去渣取汁，将汁液倒入浴盆中，待水温适宜时浴足。每日2次，每次30分钟。

耳鸣

耳鸣是听觉功能紊乱的一种表现，以自觉耳内鸣响为主要特征，特别是在安静的环境中更为明显。引起耳鸣的原因有两大方面，一方面是局部原因引起，如耳道闭塞、耳垢阻塞、耳膜破裂、慢性中耳炎等；另一方面是由全身疾病引起，如高血压、心脏血管疾病等。

症状：一侧或两侧耳内有各种不同声响。

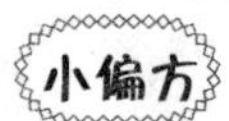

1. 鸡蛋方治耳鸣神奇又有效

原料：鸡蛋2个，青仁豆、红糖各60克。

制法：将上述食材加水煮熟，空腹服用，每日1次。

功效：用鸡卵白制取的鸡蛋清溶菌酶可分解溶壁微球菌、巨大芽孢杆菌、黄色八叠球菌等革兰阳性菌。

2. 芹菜槐花汁治疗耳鸣

原料：芹菜100克，车前子、槐花各20克。

制法：将上述药材放入锅中，加入清水适量煎熬，去渣取汁，每日2次。

功效：常吃些芹菜有助于清热解毒，去病强身。肝火过旺，皮肤粗糙及经常失眠、头疼的人可适当多吃些。

3. 葵花子壳煎汁治疗耳鸣见效快

原料：葵花子壳适量。

制法：将葵花子壳放入锅中，加入清水适量煎熬，去渣取汁，每日2次。

功效：葵花子壳含有维生素E、酚酸、硒、铁、锌和铜等营养素，还有能预防心脏病和某些癌症的“好脂肪”。

4. 盐枕治疗耳鸣见效快

原料：盐适量。

制法：将盐炒热，装入布袋内，当枕头使用。

刮痧疗法

取穴：听宫、听会、角孙、翳风、肾俞、命门、少泽、中渚、太冲、足三里穴

用补平泻法，先刮听宫、听会、角孙、翳风穴，再刮肾俞、命门穴，然后刮少泽、中渚穴，最后刮太冲、足三里穴，以刮出痧痕为宜。2日1次。

足浴疗法

麦冬白芍足浴方

原料：麦冬50克，白芍、柴胡、栀子、熟地、白芥子各15克。

制法：将上述药材放入锅中，加入适量清水浸泡10分钟后，煎熬取汁，将汁液倒入浴盆中，加入适量开水，先熏蒸，待水温适宜时再浴足。每日1次，每次30分钟。

耳聋

耳聋有先天性耳聋和后天性耳聋之分，先天性耳聋是指因母亲妊娠过程、分娩过程中的异常或遗传因素造成的耳聋，多为感音神经性耳聋。后天耳聋又有药物过敏致聋、外伤耳聋、老年性耳聋等，其中老年性耳聋是生理退化的一种表现，及早进行治疗会有很好的效果。

症状：听力下降或消失。

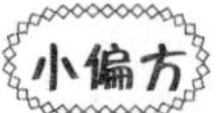

1. 菊花方治疗耳聋有奇效

原料：菊花、石菖蒲、木通各 5 克。

制法：将上述药材捣烂用酒送服。

功效：《补农书》载："甘菊性甘温，久服最有益。"李时珍在《本草纲目》中载："菊能利五脉，调四肢，治头风热补。"可见，菊花除了有药用价值外，还有养生保健作用。

2. 枸杞红花酒治疗耳聋有奇效

原料：枸杞 50 克，红花 20 克，低度白酒 300 毫升。

制法：将红花和枸杞浸泡在白酒内，1 个月后即可食用。

功效：此方具有养血活血、通窍聪耳的功效。

3. 芹菜粳米粥清肝泻火

原料：粳米 250 克，连根芹菜 120 克。

制法：将芹菜洗干净切碎，然后和粳米一起放入锅中，加入适量水煮成粥。每日 1 剂，分早晚 2 次食用。

功效：芹菜味辛、甘，性凉，具有清热利尿、平肝健胃、凉血止血的作用。

4. 芝麻桃仁方补肾聪耳

原料：黑芝麻、面粉各 30 克，核桃仁 12 克，白糖适量。

制法：先将黑芝麻和核桃仁研成细末，然后将面粉炒熟，然后将所有食材搅拌均匀。

制法：将核桃仁、黑芝麻分别碾碎；面粉放在锅内炒熟后加核桃仁、黑芝麻、白糖一起搅拌均匀，用开水送服，每日1剂。

功效：核桃仁味甘，性温，归肾、肺、大肠经。具有补肾、温肺、润肠的功效。

足浴疗法

1. 葛根足浴方

原料：葛根15克，甘草5克。

制法：将上述药材放入锅中，加入适量清水，浸泡片刻后，煎煮30分钟，去渣取汁，将汁液倒入浴盆中，先熏蒸后浴足，每日1次。

2. 薤白足浴方

原料：薤白7枚，防风、人参各3克，葱白2根。

制法：将上述药材放入锅中，加入适量清水煎煮30分钟，去渣取汁，将汁液倒入浴盆中，先熏蒸后浴足，每日2次。

中耳炎

中耳炎又叫“烂耳朵”，是临床的常见病，是指累及中耳全部或部分结构的炎性病变，好发于儿童，在农村中较为常见。中耳炎不仅可以损害听力，还可以造成耳聋，甚至危及生命。

症状：耳鸣、耳聋、耳部闭塞、听力减退、头昏脑沉，可伴有烦热、口渴、便秘等。

小偏方

1. 生地方消肿止痛

原料：鲜地黄30克，冰片1克。

制法：将生地黄捣烂取汁，冰片放入其中搅拌均匀后滴耳，每日3次。

功效：生地黄味甘、苦，性寒，归心、肝、肺经。具有清热凉血、养阴生津的功效，常用于温病伤阴、肠燥便秘、炎症等病症的治疗。

2. 橘子树叶油理气止痛

原料：橘子树叶（嫩）50克，香油适量。

制法：将橘子树叶捣烂，用布包好，将其放入香油内，每日取少许滴耳。

功效：橘子树叶性温，味苦、辛。具有疏肝、行气、化痰、消肿毒的功效，常用来治疗中耳炎、胁痛、乳痈、肺痈、咳嗽、胸膈痞满、疝气等。

3. 韭菜汁主治化脓性中耳炎

原料：韭菜适量。

制法：将韭菜洗干净捣烂取汁，汁液滴入耳朵即可。

功效：此方具有止痛消炎的功效。

4. 核桃油主治慢性中耳炎

原料：核桃适量。

制法：核桃去皮，取出核桃仁，捣烂制成核桃油，用其擦耳，每日2次。

功效：此方具有活血祛瘀、润燥散结的功效。

足浴疗法

1. 蒲公英足浴方

原料：新鲜蒲公英全草200克。

制法：将蒲公英放入锅中，加入适量清水煎煮30分钟后，去渣取汁，将汁液倒入浴盆中，先熏蒸后浴足，每日2次，每次30分钟。

功效：此方具有清热解毒、化脓消炎的功效。

2. 生地白芍足浴方

原料：生地、白芍、白术、麦冬、生牡蛎各20克，甘草15克，葱白10克。

制法：将上述药材放入锅中，加入适量清水煎煮30分钟后，去渣取汁，将汁液倒入浴盆中，加入适量开水，先熏蒸后浴足，每日2次，每次30分钟。

功效：此方具有健脾益气、滋阴潜阳的功效。

按摩疗法

1. 取穴：足窍阴穴

掐按足窍阴穴80次左右。

2. 取穴：照海、太溪、太冲、行间穴

按揉照海、太溪、太冲、行间穴各80次左右。

3. 肝、胆、耳、上身淋巴、下身淋巴、腹腔神经、平衡器官反射区

用单指扣拳法点按肝、胆、耳、上身淋巴、下身淋巴、腹腔神经、平衡器官反射区各80次左右。

part Ⅷ

养生小偏方：从里到外都健康

皮肤粗糙、暗淡

每个女孩子都希望自己拥有水嫩、细致、光滑的肌肤，但是因为环境污染、年龄增长、皮肤分泌功能减弱，我们的肌肤变得粗糙、暗淡，久而久之，就会进一步加速肌肤的粗糙和老化，增加讨厌的皱纹。据专家介绍，女性到了青春期，体内的荷尔蒙出现重大变化，这时就需要加强皮肤的护理和保养，若等到皮肤干燥时，才开始保养，恐怕为时已晚。特别是那些在青春期就开始化妆的女性，尤其需要注意保养。

症状：肌肤粗糙、暗淡。

小偏方

1. 银耳粥美白嫩肤

原料：银耳、菊花、百合、蜂蜜各适量。

制法：将银耳加水适量，待其泡发后切成丝状放入锅中，加入百合、菊花和适量清水煎熬。1 剂药可以喝 2 天。

功效：蜂蜜中含有烟酸和棕榈酸等营养成分，可以给与肌肤充足的营养，能有效防止皮肤粗糙老化。

2. 粳米灵芝粥白嫩肌肤、治疗暗疮

原料：粳米 50 克，灵芝、核桃仁各 10 克。

制法：核桃仁加入开水适量浸泡，将粳米和灵芝洗干净，灵芝切块，然后将泡过的核桃仁去皮，将所有食材放入锅中，加入适量水煎煮，待米煮烂即可食用。每日早晚空腹食用。

功效：灵芝含有的氨基酸能增加人体血液吸收氧的能力，是皮肤新陈代谢必不可少的原材料，可以增强皮肤本身修护功能，延缓皮肤老化，它还可用于各种慢性病所致的面色黄萎及由于气血不足而致的面部光泽等症的治疗。

3. 萝卜汁排毒养颜

原料：白萝卜叶适量。

制法：将白萝卜叶洗干净晾干，然后将其放入锅中，加入适量水煎煮。每日 1 次。

功效：白萝卜叶中含有丰富的维生素 A、维生素 C 等各种维生素和膳食纤维等，叶子中的膳食纤维可以促进肠胃的蠕动，消除便秘，起到排毒的作用，从而改善皮肤粗糙、粉刺等情况；维生素 A 和维生素 C 有抗氧化的作用，可以预防老化及动脉硬化。维生素 C 有防止皮肤老化、阻止黑色色斑形成的功能，可以有效保持皮肤白嫩。

4. 黄芩汤抑菌抗炎

原料：黄芩 7 克，当归 3 克，红枣 2 克，桂枝 1 克。

制法：将上述药材放入锅中，加入适量水煎煮 30 分钟。

功效：黄芩中的提取物黄芩苷具有显著的生物活性，有抑菌、利尿、抗炎、抗癌、抗变态及解痉作用，既能吸收紫外线，清除氧自由基，又能抑制黑色素的生成，是常用的美容材料。

5. 蜂蜜汁养颜嫩肤

原料：蜂蜜 20 克，醋 20 毫升。

制法：将蜂蜜用温开水冲开，加入醋调匀，每日 3 次。

功效：醋的主要成分是醋酸，它有很强的杀菌作用，对皮肤、头发能起到很好的保护作用；醋中含有醋酸、乳酸、氨基酸、甘油和醛类化合物，对人体的皮肤有柔和的刺激作用，能促使血管扩张，营养供应充足，使皮肤长得丰润饱满。

6. 桂圆酒滋养面容

原料：桂圆肉 100 克，白酒 1 瓶。

制法：将桂圆肉泡在酒瓶中密封腌制 1 个月后即可饮用。

功效：桂圆肉性温，味甘，具有益心脾、补气血的功效，有良好的滋养补益作用。

美容面膜方

1. 芦荟面膜方

原料：芦荟、白酒、面粉各适量。

制法：芦荟洗净，去除皮和刺，将里面胶状物质切成块状，放入瓶中，加入适量白酒密封腌制7天。每天取少量捣碎，然后和芦荟酒汁、面粉搅拌成糊状，均匀涂在脸上，15分钟后用温水洗干净即可。

2. 柠檬面膜方

原料：柠檬适量。

制法：柠檬切成片状后放入瓶子里，加入适量清酒和水，密封腌制4小时，然后将柠檬酒汁均匀涂在面部，并不断按摩拍打。

3. 白菜酸奶面膜方

原料：圆白菜、酸奶、蜂蜜各适量。

制法：将圆白菜洗净弄碎，加入酸奶和蜂蜜搅拌成糊状，均匀涂在面部，10分钟后洗净即可。

功效：圆白菜中的维生素U有刺进肌肤细胞再生的功能，能有效防止肌肤变老。

4. 甘油汁面膜方

原料：甘油1份，米醋5份。

制法：将甘油和醋混合均匀，然后用此涂擦面部，每日3次。

5. 鸽蛋粉面膜方

原料：鸽蛋、富强粉各适量。

制法：把鸽蛋打1孔，取出鸽蛋清放入碗内，然后加入富强粉拌匀成糊状，将其均匀敷在面部，每日早晚各1次。

6. 冬瓜膏面膜方

原料：冬瓜、酒、蜂蜜各适量。

制法：冬瓜洗净去皮，瓜肉切成片放入锅中，加入适量酒和水一起煮，去除渣后熬成膏状，最后加入蜂蜜熬煮至糊状，均匀敷在面部。

洗浴方

1. 盐水浴方

原料：粗盐适量。

制法：将粗盐放入浴缸中，加入温水适量，待盐溶化后，在其中浸泡20分钟。

功效：盐有去除身体废物、去除皮肤杂菌、促进新陈代谢、预防皮肤干燥的功效。

2. 牛奶浴方

原料：牛奶适量。

制法：将温水放在浴缸中，加入适量牛奶，然后将身体放入其中浸泡30分钟。

功效：牛奶中的脂肪、维生素、矿物质对肌肤有很好的保湿、嫩肤作用。

足浴疗法

1. 荷花水泡脚美白嫩肤

原料：荷花100克，牛奶200克。

制法：将荷花、牛奶倒入开水中，使水量能淹没双脚，待水温适宜时放入双脚。每次30分钟，每天2次，30天为1疗程。

2. 桃花水泡脚活血护肤

原料：鲜桃花200克。

制法：将鲜桃花放入能淹没双脚的开水中，待水温适宜时浸泡双脚。每次30分钟，每天1次，30天为1疗程。

3. 西瓜皮水活血嫩肤

原料：西瓜皮500克，马齿苋150克。

制法：将西瓜皮、马齿苋放在2000毫升的水中，煮沸后倒入盆中，待水温适宜时放入双脚。每次30分钟，每天1次，20天为1疗程。

4. 苏打粉方美肤亮肤

原料：苏打粉、盐各50克，牛奶150毫升，蜂蜜5匙。

制法：将苏打粉和盐放在浴盆中，再倒入牛奶和蜂蜜混合后搅拌均匀，然后倒入已盛有40℃左右热水的浴盆中，放入双脚浸泡。每次浸泡 20～30 分钟，每天 1 次，长期坚持可令肌肤光滑细腻。

5. 茶叶足浴方

原料：茶叶适量。

制法：将茶叶放入锅中，加入适量清水煎煮 30 分钟，然后将药液倒入浴盆中，加入适量开水，先熏蒸后足浴。每晚 1 次，每次 30 分钟。

足部按摩

1. 取穴：临泣穴

按揉临泣穴 100～150 次，力度以胀痛为宜。

足临泣穴属于肝经，位于脚背四、五趾趾缝上方，跖骨的交叉点凹陷中。

2. 取穴：足窍阴穴

掐按足窍阴穴 100 次，力度适中。

足窍阴穴属于胆经，在第四趾甲跟外侧稍后。

3. 涌泉穴

掌根擦涌泉穴 100～150 次，力度稍重。

涌泉穴可以平衡内分泌，将脚趾向内曲，脚掌前方的小凹洞就是涌泉穴。

4. 取穴：肾、肝、脾、胃、肾上腺、甲状腺、性腺、腹腔神经丛等反射区

推压甲状腺、胃反射区 50～100 次；按揉肾上腺、肾、肝、脾、性腺 100 次左右，以酸痛为宜；双指扣拳刮压腹腔神经丛 50～100 次，力度稍重，以胀痛为宜。

通过按摩肾、肝、脾、胃、肾上腺、甲状腺、性腺、腹腔神经丛等反射区也可以明显改善肌肤粗糙、蜡黄的问题，这应该是最理想、最经济的美肤秘诀了。

防皱抗衰

对于爱美的女人来说，最担心的就是皱纹的出现，但是随着年龄的增长，或者由于保养的疏忽，皱纹的出现总是猝不及防。人的皮肤结构可分为表皮、真皮和皮下组织。皮肤的坚实和弹性主要由真皮所决定，因此与皱纹形成直接有关的也主要是真皮。皱纹的出现多是真皮层的弹力纤维和胶原纤维减少、变粗、老化、皮肤弹性减少造成的。皱纹的发生有多种原因，自然老化、紫外线照射、面部表情肌过多的收缩等造成皮肤新陈代谢功能衰退、血液供给减少、皮脂分泌减少，都会导致皱纹的出现。一般来讲，女性30~35岁开始出现皱纹，男性在35~40岁开始出现皱纹。第一个出现的皱纹多是眶外侧的鱼尾纹，其次是额头纹和眉间纹，再次为面下部的鼻唇沟纹和唇上纹，最后出现的是颈部伸侧的颈阔肌纹。中医认为治疗皱纹应该以补益气血、疏通经络、调理脏腑为主。

症状：皮表出现细纹及深沟，常伴有皮肤干燥、粗糙、变薄、松弛及失去弹性和润泽状态。

小偏方

1. 鸡蛋方润肤减皱

原料：鸡蛋3个，酒适量。

制法：将鸡蛋放酒中密封腌制5日，然后用蛋清敷面。

功效：鸡蛋清具有消炎解毒、紧致收缩毛孔、亮化肌肤的功效，能帮助肌肤排毒润肤，让肌肤恢复光亮肤色。

2. 三花方活血润肤

原料：芙蓉花、荷花、桃花各适量。

制法：将三种花加水煎熬成汤汁，然后用汁液洗脸。

功效：芙蓉花要在秋天取下，荷花在夏天取下保存，桃花在春天取下保存。此方可以为肌肤补水，增强肌肤弹力，具有促进肌肤新陈代谢、增强肌肤抵抗力和修复能力的功效。

3. 栗子方活血展皱

原料：栗子、蜂蜜各适量。

制法：取栗子上薄皮，然后研成细末，加入蜂蜜调成糊状，均匀涂在面部。

功效：栗子上薄皮具有活血、行血、紧致皮肤、荣润皮肤的功效，可以使皮肤变得更加细腻。

4. 薏米方美容抗皱

原料：薏米50克，莲子、芡实各30克，龙眼肉8克，蜂蜜适量。

制法：将上述药材加入适量水煎煮1小时后食用。

功效：薏米的主要成分为蛋白质、维生素 B_1、维生素 B_2 等，具有光滑皮肤、润泽美白、补湿行气、防紫外线、减少皱纹、消除色斑、促进肌肤新陈代谢的功效，对面部粉刺及皮肤粗糙也有明显的疗效。

5. 芦笋方抗皱增白

原料：新鲜芦笋1枝，苹果、芹菜、胡萝卜各100克，柠檬汁20克。

制法：上述食材洗净，切碎榨汁，去除渣质，将汁液与柠檬汁混合。

功效：芦笋含有丰富的黄酮类物质，具有抗氧化的作用，经常食用对防衰老有较好效果。

6. 桃花橘皮方祛瘀活血

原料：桃花、橘皮、白瓜子、酒各适量。

制法：将上述药材研成细末，然后用酒送服。1日3次，每次1克。

功效：白瓜子仁味甘，性凉，含有脂肪油酸、瓜胺酸等成分，具有净白肌肤的功效，是常用的美容护肤品之一。

7. 蛋醋美白方

原料：鸡蛋1个，陈醋适量。

制法：将鸡蛋放在醋中浸泡3天，然后将蛋清取出，每晚均匀涂在面部，次日早晨用温水洗干净。

功效：此方具有美白、润肤的功效。

足浴疗法

1. 杏花桃花足浴方

原料：杏花、桃花、川芎各35克。

制法：将上述药材放入锅中，加入适量清水浸泡20分钟，然后煎沸10分钟，去渣取汁，将汁液倒入浴盆中，加入适量开水，先熏蒸，待水温适宜时浸泡双脚。每日2次，每次30分钟。

2. 当归龙眼肉足浴方

原料：当归35克，龙眼肉20克。

制法：将上述药材放入锅中，加入适量清水煎煮30分钟，去渣取汁，将汁液倒入浴盆中，加入适量开水，先熏蒸，待水温适宜时浸泡双脚。每日2次，每次30分钟。

3. 桃花橘皮足浴方

原料：桃花60克，白瓜子、橘皮各45克。

制法：将上述药材放入锅中，加入适量清水煎煮30分钟，去渣取汁，将汁液倒入浴盆中，加入适量开水，先熏蒸，待水温适宜时浸泡双脚。每日1次，每次40分钟。

按摩疗法

1. 取穴：阴陵泉穴

按压阴陵泉穴1分钟左右，力度稍重。

2. 取穴：太溪穴

以顺时针方向按压太溪穴100次左右。

3. 防眼纹按摩法

用两手手指压紧太阳穴处的肌肤，不断以眼眨动，然后将手指向下一点一点地移向颧骨并继续眨眼。

4. 防额头纹按摩法

用手指按住眼眉上缘的皮肤，并向上移动手指，同时有意识地不让眉毛上移。

5. 防颈纹按摩法

取端坐位，将脸缓慢地转向左肩，再缓慢地转回中间，然后再将脸缓慢地转向右肩。

6. 防面颊纹按摩法

将手掌贴在脸庞，轻轻用力往耳际拉。

抗皱面膜方

1. 猪骨面膜方

原料：磁石 30 克，猪骨 25 克，浙贝母 10 克。

制法：将上述药材放入锅中，加入适量清水煎煮 30 分钟，用热气蒸敷面部。

2. 马齿苋面膜方

原料：马齿苋 40 克，黑丑 15 克，龟板 10 克。

制法：将上述药材放入锅中，加入适量清水煎煮 30 分钟，用热气蒸敷面部。

3. 西瓜汁面膜方

原料：西瓜汁 20 克，鸡蛋 1 个。

制法：将鸡蛋打破，取出鸡蛋清，然后将鸡蛋清和西瓜汁搅拌均匀敷在面部，10 分钟后洗干净即可。每日 2 次。

皮肤干燥

皮肤干燥是指皮肤缺乏水分令人感觉不适的现象。多种因素都能引起皮肤干燥，如疾病、遗传、年龄增长、气候变化、睡眠不足、过度疲劳、减肥或偏食、洗澡水过热、洗涤用品碱性强等。我们的皮肤之所以能保持湿润，是因为皮肤上面覆盖了一层薄薄的天然油脂层或是含脂肪的物质，它们保住了水分。而皮肤干燥，多是因为皮肤没有了油脂的保护，水分易流失，使皮肤变得干燥发痒。因此我们在日常中应加强皮肤的日常护理保养，合理调节饮食结构，坚持多喝水，保持脸部水分充足。

症状：皮肤发紧、个别部位干燥脱皮、洗澡过后全身发痒。

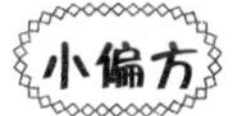

1. 鸡蛋白方保湿护肤

原料：鸡蛋适量。

制法：将鸡蛋蛋白取出，弄成糊状均匀涂在面部，待蛋白干透后，用温水洗干净。

功效：此方对去除死皮有很好的疗效。

2. 木瓜方护肤养颜

原料：木瓜根、黄柏皮、枣仁各适量。

制法：将木瓜根和黄柏皮一起研成细末，然后加入枣仁捣成泥浆，每早用此敷面。

功效：木瓜含有丰富的木瓜酶，维生家 C、B 族维生素、胡萝卜素、蛋白质、钙盐、蛋白酶、柠檬酶等营养元素，可以有效防治便秘，帮助消化，促进新陈代谢，达到美容护肤养颜和延缓衰老的功效。

3. 蜂蜜方滋补护肤

原料：蜂蜜、醋各适量。

制法：将蜂蜜和醋调匀，每日用温开水冲服。

功效：蜂蜜含有的大量能被人体吸收的氨基酸、酶、激素、维生素及糖类，有滋补护肤的美容作用。

4. 玉米红薯粥益气生津

原料：红薯 500 克，红枣、玉米面各适量。

制法：将红薯洗干净，切成块状和红枣一起放入锅中，待红薯煮至八成熟时把玉米面加入其中，再加入点凉水，使其成为糊状，然后再放入锅中煮 15 分钟。

功效：此方具有益气生津、润肠通便的作用。

足浴疗法

1. 海藻足浴方

原料：海藻 35 克，大青叶 30 克，昆布 20 克。

制法：将上述药材放入锅中，加入适量清水煎煮，去渣取汁，将汁液倒入盆中，先热敷面部，然后再浸泡双脚。每日 1 次，每次 30 分钟。

2. 鸡油足浴方

原料：鸡油 150 克，洋葱 50 克，花椒 10 克。

制法：将上述药材放入锅中，加入适量清水煎煮至洋葱变黄，去渣取汁，将汁液倒入盆中，待药液凉后，将其均匀涂抹在面部，然后再加入适量开水浴足。每日 1 次，每次 30 分钟。

3. 月季花足浴方

原料：木天蓼 35 克，月季花 20 克。

制法：将上述药材放入锅中，加入适量清水煎煮，去渣取汁，将汁液倒入盆中，待水温适宜时浸泡双脚。每日 1 次，每次 30 分钟。

按摩疗法

（1）用大拇指从额头中央一直按摩到太阳穴。

（2）用食指按压眼角的泪囊，再从眉毛下往外散压。

（3）用大拇指按压鼻两侧的凹处一直按到嘴唇两侧和下巴的中心。

（4）用双手从内到外轻拍两颊，动作不要太大，造成皮肤轻微的颤动为宜。

注意：每次按摩前要把脸和手用热水洗干净，以免细菌进入肌肤内部。

减肥瘦身

导致身体肥胖的原因有很多，遗传因素、心理因素、社会环境因素等都可能造成肥胖的发生。运动有助消耗脂肪，但是在日常生活之中，随着交通工具的发达，工作的机械化，人们的运动量大量减少，再加上饮食的改善，高热量、高脂肪的食物大量增加，人们更加容易增胖。中医认为减肥应以健脾化湿、祛痰利水、温阳逐瘀为主，并适当控制饮食、加强锻炼，才能起到治疗效果。

症状：以体内体脂占体重的百分比异常增高并在某些局部过多沉积脂肪为主。

小偏方

1. 玉米须水利湿轻身

原料：玉米须适量。

制法：将玉米须放入杯中，用开水冲服。

功效：玉米须中含有丰富的纤维素，具有刺激胃肠蠕动、增强人体新陈代谢的功能，可防治便秘、肠炎等症。玉米须还具有非常强大的利尿泄热效果，能消除腰腹部的多余脂肪。

2. 绿豆海带汤降脂通便

原料：绿豆、海带各适量。

制法：将绿豆和海带放入锅中，加入适量清水煎煮。每日1剂。

功效：此方具有活血化瘀、降脂通便、和脉降压的功效。

3. 草决明方祛脂降压

原料：草决明15克，海带10克。

制法：将绿豆和海带放入锅中，加入适量清水煎煮，将药渣去除，食用海带汤，每日1剂。

功效：决明子具有清肝明目、润肠通便、降脂减肥的功能。

4. 萝卜韭菜方化脂通便

原料：白萝卜、绿豆芽、韭菜、黄瓜各适量。

制法：将上述食材放入锅中炒制食用。

功效：白萝卜味甘、辛，性凉，入肺、胃、肺、大肠经，具有清热生津、凉血止血、下气宽中、消食化滞、开胃健脾、顺气化痰的功效。其含有的消化酵素可以帮助消化，含有的辛辣成分，可以将活性酸素从体内去除，代谢上升，可以抑制脂肪的囤积。

5. 圆白菜汤清湿润脏

原料：圆白菜适量。

制法：将圆白菜放入锅中，加入适量水煎煮，每日1次。

功效：圆白菜味甘，性平，归脾、胃经，具有润脏腑、益心力、祛结气、清湿热的功效。

6. 芝麻牛奶汁益精血、润肠燥

原料：黑芝麻、黑豆、牛奶各适量。

制法：黑豆放入锅中炒15分钟，然后将其粉碎，制成黑豆面；黑芝麻放入锅中炒10分钟，将其粉碎制成黑芝麻粉；然后取等量的黑豆面和芝麻粉混合均匀，再加入适量的牛奶搅均匀即可食用。每日早晨空腹食用。

功效：黑芝麻中含有的大量维生素和氨基酸能促进体内新陈代谢，促进消耗体内热量的功能。

7. 五谷饮消脂减肥

原料：小麦、小米、黑米、大豆、薏米各10克，牛奶适量。

制法：将上述食材研成细末，然后小火炒至其成为黄褐色出锅，放凉后加入牛奶搅拌均匀即可食用。每日 1 次。

功效：五谷杂粮中隐藏着钙、钾、B 族维生素等许多能够帮助人体减肥的营养物质，可以调节不饱和脂肪，加强肠道蠕动，预防便秘和肠癌，也能促进新陈代谢，排除体内过剩的养分及毒素。

8. 冬瓜粥减肥美体

原料：冬瓜 150 克，粳米 50 克。

制法：将冬瓜洗干净，切成块状，加入粳米煮成粥食用。

功效：冬瓜味甘、淡，性寒，入肺、大肠、小肠、膀胱经，具有润肺生津、化痰止渴、利尿排湿、清热祛暑、解毒排脓的功效。冬瓜的润肺生津功能能使人食量减少，促使体内淀粉、糖转化为热能，而不变成脂肪。因此，冬瓜自古就被认为是减肥佳品。

9. 红枣山楂粥健脾消食

原料：红枣、红小豆、生山楂各 10 克。

制法：将上述食材放入锅中，加入适量水煎煮食用。

功效：山楂中含有枸橼酸、苹果酸、抗坏血酸、醣和蛋白质、碳水化合物等元素，是去油脂的名药，具有健脾消积、消食减脂的作用；红枣可以调和胃气、补血润燥。此方共用，既含丰富的纤维素，又可护胃和补血，加强减肥功效。

足浴疗法

1. 冬瓜皮足浴方

原料：冬瓜皮 100 克，木瓜 50 克，茯苓 30 克。

制法：将上述药材放入锅中，加入适量清水，浸泡 30 分钟后，煎煮 20 分钟，去渣取汁，将汁液倒入浴盆中，加入适量开水浴足，每日 1 剂，分 2 次使用。

2. **玫瑰花足浴方**

原料：玫瑰花15克，当归、红花、党参各10克。

制法：将上述药材放入锅中，加入适量清水，浸泡30分钟后，煎煮20分钟，去渣取汁，将汁液倒入浴盆中，加入适量开水浴足，每日1剂，分2次使用。

3. **番泻叶足浴方**

原料：番泻叶30克，益智、白芷、大黄各15克，细辛10克。

制法：将上述药材放入锅中，加入适量清水，浸泡30分钟后，煎煮20分钟，去渣取汁，将汁液倒入浴盆中，加入适量开水浴足，每日1剂，分2次使用。

按摩疗法

（1）按压胃、小肠、直肠、输尿管、甲状腺、乙状结肠、腹腔神经从反射区各50次左右。

（2）每日按揉丰隆穴6分钟。此穴可以起到化痰祛湿、减肥瘦身的功效。

（3）用手掌掌面推磨腰背部的足太阳膀胱经10次左右，以皮肤发红发热为宜。

（4）用手掌反复横擦腰骶部10次左右，力度适中，以皮肤发红发热为宜。

（5）双手重叠放在肚脐上，先沿顺时针方向按摩脐周围，然后再逆时针按摩脐周围，以腹部有排气感为宜。

（6）反复拿捏足跟至大腿间的筋肉20次左右，力度适中。

（7）用拇指手指分别点压内关、天泉、劳宫穴各40次左右。

（8）用拇指指腹按压法，按压颈项反射区30次左右，力度适中。

（9）从拇指开始，从内侧甲缘开始擦搓，螺旋绕行擦搓两圈到第一关节，然后再从第一关节擦搓至趾根。

（10）先洗浴拇指、第二趾和第三趾，从第三趾外侧甲缘开始擦搓两圈到第一关节，然后在脚底跨越第一关节，再擦搓两圈半，到第四趾一侧的中央结束。

（11）双手各拿1瓶矿泉水，两手臂自然下垂，双脚稍微张开站直。先吐气，缓慢抬起脚跟，然后再吸气，缓慢放下脚跟。每天重复做20次。此法可以起到紧缩小腿肚的功效。

（12）拿一把椅子放在身体面前，左手自然下垂，挺直脊背站立；右手抓住椅背，边吐气边将右脚抬起，左脚单脚站立，然后再吸气慢慢放下右脚，重复做20次左右。

护齿健齿

牙齿是我们身体中最坚硬的骨骼之一，俗话说“牙好胃口就好”，洁白、整齐、坚固的牙齿不仅能增添美感，而且能预防和减少消化系统疾病，让美由内而外地散发出来。牙齿问题多是因为我们平时饮食习惯不好，清洁不到位等引起的。平常经常漱口、刷牙，保持口腔清洁卫生，避免过度吸烟、饮酒、食糖等，都是护牙的必备之举，科学而有效的护牙方法是：第一，早晚刷牙、饭后漱口；第二，牙刷应及时更换，最多不超过3个月；第三，科学吃糖、少喝碳酸饮料；第四，每年至少进行1次口腔健康检查。

症状：牙痛、龋齿、急性牙髓炎、慢性牙髓炎、牙周炎、牙龈炎等。

小偏方

1. 红茶方爽口洁齿

原料：红茶适量。

制法：将红茶用开水冲泡，待茶温适宜时用此漱口。

功效：此方具有除渣滓、去油污的功效。

2. 苏打牙膏健齿洁白

原料：小苏打、盐各适量。

制法：将小苏打和盐按1：1的比例调成糊状，然后用此刷牙，每周1次。

小苏打有中和牙齿异味、洁白牙齿、去除牙锈和牙菌斑的功效。

3. 陈醋除垢方

原料：老陈醋适量。

制法：每晚刷牙前，将醋含在口中，让醋在口中来回流动2分钟，然后将醋吐出，用清水漱口。

功效：此方具有除牙结石、牙垢的功效。

4. 杏仁膏凉血洁齿

原料：杏仁30克，盐适量。

制法：先将杏仁用开水浸泡，去除皮和尖，然后将盐烧热，将二者研成膏状，每日用此擦拭牙齿。

功效：盐具有解毒、凉血、洁齿的功效，因此此方可以清洁口腔，使牙齿变得更加洁白，还可防治口腔疾病。

5. 白酒方消炎止痛

原料：白酒、盐各适量。

制法：将白酒和食盐放入茶壶中，加入适量水烧开，待酒液微凉时即可将此敷在牙齿上。

功效：此方对治疗牙痛有很好的疗效。

6. 丝瓜方健牙固齿

原料：新鲜丝瓜300克，鲜姜60克。

制法：丝瓜洗净切段，姜切片，然后一起放入锅中，加入适量水煎煮1小时即可食用。每日2次。

功效：此方有健牙、固齿的功效，对治疗牙龈红肿、牙痛等症有很好的疗效。

7. 白矾洁牙方

原料：白矾适量。

制法：将白矾研成细末，每次用牙刷蘸取白矾粉刷牙。

功效：此方可以使烟黄牙齿变得白洁。

按摩疗法

（1）让上下牙齿有节奏地连续碰撞30下左右。此法可以起到保护牙齿、坚固牙齿的作用。

（2）用食指上下旋转按摩牙龈。此法可以排除龈沟及牙周分泌物，改善牙龈内血液循环，提高牙周组织抵抗力，有效防止牙周病。

（3）用拇指指腹按摩位于虎口处的合谷穴和位于颌骨边角向鼻子斜方向约1厘米处的颊车穴，力度由轻到重，每次按压2分钟左右。

滋阴润肺

肺主气、主呼吸、主行水、朝百脉，因此肺在人体中十分重要。中医有句话叫“肺为娇脏”，“温邪上受，首先犯肺”，也就是说肺是最容易受到外来有害物质侵害的脏器，不耐寒热燥湿诸邪的侵袭。特别是在秋冬时节，早晚气温变化大，气候干燥，又常有冷空气侵袭，人体的津液易伤，可出现一系列干燥的症状，如口干舌燥、鼻腔有干燥感、嘴唇干裂、干咳、咽喉干痛等，这就是中医常说的燥症。因此在平时应多选择一些滋阴润肺的食物食用。

症状：懒言、少气、神疲乏力、舌质淡白、脉象虚弱等。

小偏方

1. 山药母鸡方补肺虚、益五脏

原料：老母鸡1只，淮山药120克，生姜、黄酒、食盐各适量。

制法：将母鸡去毛后洗干净放入锅中，然后将淮山药、生姜、黄酒、食盐加入其中，加水蒸煮3小时即可食用。

功效：此方中的鸡内脏、鸡血在蒸煮时都要使用，但是在食用时只吃鸡肉和山药。

2. 莲藕萝卜汁滋阴润肺

原料：鲜嫩白莲藕、胡萝卜、蜂蜜各适量。

制法：将莲藕洗干净去皮，再将胡萝卜切成小块，二者一起榨成汁，加入蜂蜜调匀食用，每日早晨1杯。

功效：莲藕具有养阴清热、润燥止渴、清心安神、收缩血管的功效，多吃可以补肺养血。

3. 百合粥润肺止咳

原料：百合100克，红枣10粒，糯米适量。

制法：将百合放入盆中，加入适量清水浸泡半小时，然后和去核后的红枣、糯米煮成粥食用。

功效：百合具有润肺止咳、宁血安神、滋阴清热、理脾健胃的功效。

4. 枸杞汤滋阴清热

原料：银耳、枸杞、红枣、冰糖各适量。

制法：将上述食材放入锅中，加入适量清水，煮成汤食用。

功效：银耳味甘、淡，性平，有滋阴清热、润肺止咳、养胃生津、益气和血、健脑提神、消除疲劳、美容养生等功效。

5. 银耳粥养血润肺

原料：银耳10克，冰糖30克。

制法：将银耳在水中浸泡2小时，然后取出杂质，再加入沸水闷泡半小时，待其泡发后，剪去末梢，切成片状，和冰糖一起放入锅中，加清水适量，煎煮至银耳熟烂为宜。

功效：银耳有强精、补肾、润肺、生津、止咳、清热、养胃、补气、和血之功效。

6. 川贝蒸梨润肺止咳

原料：川贝母3克，梨1个，冰糖适量。

制法：先将梨洗干净，去除子和核，然后将川贝母和冰糖放入其中封好，入锅蒸熟即可食用。每日2次，每次1/2个。

功效：川贝母味苦、甘，性微寒，归肺、心经，为润肺止咳的名贵中药材，应用历史悠久，疗效卓著。具有清热润肺、化痰止咳、散结消肿的功效。主治肺痿、肺痈、肺热燥咳、干咳少痰、阴虚劳嗽、咯痰带血等症。

7. 杏仁粥润肺止咳

原料：杏仁10克，粳米50克。

制法：将杏仁研成细末，然后和粳米一起放入锅中，加入适量水煎煮成粥即可食用。每日2次。

功效：杏仁味甘，性平，具有润肺止咳的作用。

健脾养胃

脾与胃是人体的主要消化器官，脾胃是人体气血生化之源，人体生长发育，维持生命的一切营养物质都要靠脾胃供给。其中胃主“受纳”，腐熟水谷，脾主运化，消化、吸收、运输营养物质。经胃初步消化后的食物分为“清”“浊”两部分，其清者即津液，由脾吸收运化送至全身各处，故有“脾为胃行其津液”之说。脾与胃二者相互协调，分工合作，共同完成消化功能，因此中医称脾和胃为“后天之本”。很多人都有脾胃不和有毛病，如腹泻、恶心、呕吐、食欲不振等症状，如果不及时治疗，不但影响身体健康而且会导致胃病症状的衍生。

症状：腹泻、恶心、呕吐、食欲不振等症状。

小偏方

1. 炒山楂方消食导滞

原料：炒山楂、炒谷芽、炒麦芽、鸡内金、神曲各 30 克，橘皮 15 克。

制法：将上述所有药材晾干，一起研成细末，1 日 3 次，每次用米汤送服 8 克。

功效：此方对治疗食欲不振、呕恶嗳气、脘腹胀满有很好的治疗效果。

2. 麦芽茶健脾养胃

原料：大麦芽 30 克，红茶 3 克。

制法：将大麦芽放入锅中，加入适量水，煮沸 5 分钟后去渣取汁，将汁液倒入茶壶内，将红茶放入其中，浸泡 10 分钟后即可饮用。

功效：《本草纲目》中记载：“大麦味甘、性平，有去食疗胀、消积进食、平胃止渴、消暑除热、益气调中、宽胸大气、补虚劣、壮血脉、益颜色、实五脏、化谷食之功。”大麦芽中含淀粉酶、转化糖酶、蛋白质、蛋白分解酶、B族维生素、卵磷脂、麦芽糖、葡萄糖等成分，具有助消化、解油腻、养胃、暖胃、健胃的作用。

3. 甘草大枣方健脾开胃

原料：甘草30克，生姜、大枣各20克，食盐适量。

制法：大枣去核，生姜切片后将二者烘干；甘草和食盐放入锅中翻炒，然后将所有药材研成细末，装瓶备用。1日2次，每次冲服10克。

功效：此方对治疗脾胃虚弱、食欲不振、呕吐不止者有很好的疗效。

4. 大米山药方健胃排积

原料：大米150克，淮山药20克，鸡内金9克，白糖适量。

制法：将山药和鸡内金研成细末，加入大米一起煮成粥，熟后加入白糖调味即可。

功效：鸡内金味甘，性平，入脾、胃、膀胱经，鸡内金主要含有胃激素、角蛋白、氨基酸等成分，具有健胃消食、涩精止遗、化积排石、固摄缩尿的功效，主治食积胀满、呕吐反胃、泻痢、疳积、消渴等症。

5. 黑芝麻方温脾胃、补阴阳

原料：黑芝麻、大枣各500克，杏仁、蜀椒、糯米粉、熟地、食盐各适量。

制法：黑芝麻、蜀椒炒热研成细末，大枣、杏仁一起研成细末，然后将所有食材和匀，加适量清水放入锅中蒸熟食用。

功效：蜀椒味辛，性热，归脾、胃、肾经。具有温中止痛、燥湿杀虫止痒的功效。主治脾胃虚寒、脘腹冷痛、呕吐泄泻、蛔虫腹痛等症。

足浴疗法

1. 桂枝足浴方

原料：桂枝20克，独活、羌活、麻黄各15克，细辛、艾叶、红花各10克。

制法：将上述药材放入锅中，加入适量水煎煮，去渣取汁，将汁液倒入浴盆中，待水温适宜时浸泡双脚，每日1次。

2. 艾叶足浴法

原料：艾叶250克。

制法：将艾叶放入锅中，加入适量清水，煎煮数沸，将药液倒入浴盆中，先熏蒸，后浴足，每晚1次。

按摩疗法

（1）用手掌搓擦脚心的涌泉穴1分钟左右。

（2）以顺时针方向按揉足三里穴100次左右。

（3）双手交叠盖住肚脐，上下左右旋转按摩腹部200次；双手用力往腹部压30次。

（4）用手捏住小腿内侧的肌肉，拇指与四指相对，稍用力按捏，先上而下按捏，再下而上按捏，以有较强的酸痛感为度。

艾灸疗法

取穴：神阙、上脘、中脘、下脘穴

把艾条放进艾条箱中，放在肚脐上，用艾条药力和热力健脾益胃。

养肝明目

肝为魂之处、血之藏、筋之宗，在人体中有很重要的作用，肝脏可以说是人体内一座化工厂，体内的物质会在肝脏内进行重要的化学变化，有的物质在肝脏内被加工，有的物质经转变排到体外，肝脏还能促使一些有毒物质的改进，再排到体外，从而起到解毒作用。肝脏又是一个脆弱的器官，如保护不好便可致病。如果肝内或肝外胆管发生堵塞，胆汁不能外排并蓄积在血液里，就会出现黄疸等疾病。因此我们在日常应该注意保护肝脏，如均衡饮食，注意饮食卫生，不喝酒抽烟，不乱吃药、保证睡眠时间、远离各种可能受血液污染的器具等。

症状：头晕目眩、面色苍白、唇舌淡白、脉细无力、烦躁易怒等。

小偏方

1. 菊花方明目养神

原料：干菊花 10 克。

制法：将菊花放入杯中，用沸水浸泡后饮用。

功效：菊花味甘、苦，性微寒，有散风清热、清肝明目、解毒消炎等功效，可防止眼睛疲劳。平常泡菊花茶喝，能使眼睛疲劳的症状消退，对恢复视力也有帮助。对于经常熬夜的朋友而言，还可以用菊花茶来消除浮肿。

2. 羊肝补肝方

原料：羊肝、鸡蛋清、黄酒、麻油、葱白、生姜、酱油、白糖、食盐各适量。

制法：将羊肝洗干净，切成薄皮放入碗中，将鸡蛋清、黄酒、葱白、生姜、酱油、白糖、食盐加入其中拌匀。然后用麻油将羊肝炒熟食用。

功效：羊肝，味甘、苦，性凉，具有补肝明目、养阴养血的作用。羊肝中含有蛋白质、磷、铁、维生素、烟酸、肝糖等营养元素，羊肝是以脏补脏、滋补人体肝脏的主要原料，可以有效治疗肝虚目昏、夜盲、眼干燥等症。

3. 瘦羊肉汤养肝明目

原料：瘦羊肉200克，枸杞100克，黄酒、香油、淀粉、葱、姜各适量。

制法：枸杞洗净切细备用，羊肉切碎。将切碎后的羊肉放入锅中，加入黄酒和葱、姜，水沸后加入枸杞炖煮，快熟时加入淀粉、食盐和香油即可食用。

功效：羊肉具有补肝、明目、益气、安心的功效。

4. 桑葚酒曲方补肝明目

原料：桑葚5000克，大米3000克，酒曲适量。

制法：桑葚洗净取汁后将汁液倒入锅中煎煮片刻；大米放入另一个锅加适量清水煎煮至半熟，然后将大米和桑葚汁混合均匀，放入锅中蒸好后加入酒曲搅拌均匀，装入瓶中密封发酵，待其变甜时即可食用。

功效：桑葚味甘、酸，性微寒，归肝、肾、心经，清凉质润，入血分。具有补肝益肾、生津润肠、乌发明目、补血滋阴的功效，主治眩晕耳鸣、津伤口渴、血虚便秘等症。

5. 玫瑰花水疏肝解郁

原料：新鲜的玫瑰花、冰糖各适量。

制法：玫瑰花去除心蒂后洗干净，放入锅中，加入适量水煎煮，快好时加入冰糖调味即可。

功效：玫瑰花味甘、微苦，性温，具有理气解郁、和血散瘀的功效，玫瑰花气香发散，入肝胃二经，开郁结的胃气，散郁滞的肝气，故有行气解郁之功；玫瑰花入气分、血分，既是理气药，又是活血药，有补血、活血、散瘀之功。

6. 芹菜方清肝热、降血压

原料：芹菜连根120克，粳米250克。

制法：将芹菜洗干净，然后切碎和粳米放在锅中，加入适量水煮成粥食用。

功效：芹菜中所含的酸性的降压成分有平肝降压的作用。

刮痧疗法

取穴：曲池、血海、太冲、足三里、脾俞、胃俞穴

先刮曲池穴，再刮血海、太冲、足三里穴，最后刮脾俞、胃俞穴，以刮出痧痕为宜。

补肾壮阳

中医认为肾为“先天之本”“生命之源”，具有藏精、主水、主纳气、主骨、生髓的功效。肾脏是人体的重要器官，它可以生成尿液，借以清除体内代谢产物及某些废物、毒物；肾脏同时还有调节内分泌的功能，能生成肾素、促红细胞生成素、活性维生素D_3、前列腺素、激肽等，保证了机体内环境的稳定，使新陈代谢得以正常进行。人的生长发育和肾气有很大的关系，肾气旺盛，人就不易衰老，寿命也长；肾气衰弱，衰老的速度就会加快，寿命也短。因此肾有了问题，身体就会有问题，所以养生必须养好肾。

症状：遗精、滑精、早泄、阳痿、耳鸣、尿量多、头晕目眩、精神萎靡、腰酸腰痛、体力不支、睡眠不佳、性功能减退等症状。

小偏方

1. 栗子补肾方

原料：栗子、粳米、冰糖各100克。

制法：栗子外壳去掉，取里肉，切碎；粳米洗净后沥干，然后和栗子一起放入锅中，加入适量水煎煮，水烧开后加入冰糖煮成粥即可食用。

功效：栗子味甘、性寒，具有养胃健脾、补肾强筋、益气补血、舒筋活络的功效。唐代孙思邈说："栗，肾之果也，肾病宜食之。"《本草纲目》中指出："栗治肾虚，腰腿无力，能通肾益气，厚肠胃也。"栗子对辅助治疗肾虚有益，故又称"肾之果"。

2. 海马粥补肾益精

原料：海马粉3克，小米、红糖各适量。

制法：将小米放入锅中加清水煮成粥，粥快熟时加入红糖，待粥温适宜时用此送服海马粉。

功效：海马粉味甘，性温，入肝、肾经。具有补肾壮阳、调气活血、舒筋活络的功效，海马粉是珍贵药材，俗有"北方人参，南方海马"之说。

3. 狗肉粥温补肾阳

原料：狗肉500克，甘薯250克。

制法：将甘薯洗干净，切成块状，然后与狗肉一起放入锅中，煎煮3小时即可食用。

功效：狗肉，又叫"香肉"或"地羊"，有至尊肾宝美誉。狗肉味咸、酸，性温，有补脾暖胃、温肾壮阳、助力气、补血脉的功效，可以增强机体的抗病能力。李时珍《本草纲目·狗》记载狗肉可以"安五脏、补绝伤，轻身益气。宜养肾、补胃气、壮阳、暖腰膝、益气力。可补五劳七伤、益养阳事、补血脉，能增加肠胃运化能力和肾、膀胱的功能，填补精髓。"

4. 鹿茸粥温肾壮阳

原料：鹿茸3克，粳米100克，姜适量。

制法：先将粳米洗干净沥干，然后将粳米放入锅中加入适量水煮成粥，在此期间将鹿茸研成细末，姜切片，将二者加入熬好的粳米粥里，再小火煎熬半小时即可食用。每日早晚空腹食用。

功效：鹿茸不是普通的鹿角，它是雄鹿的嫩角没有长成硬骨时，带茸毛、含血液的幼角。鹿茸是雄鹿督脉阳气、精血所化生，为血肉有情之品，能直入肾经，有壮肾阳、补气血、益精髓、强筋骨的功效，可以用于治疗肾阳虚衰、精血不足引发的各种病症。

足浴疗法

1. 酒糟足浴方

原料：酒糟、生姜各适量。

制法：将上述食材放入锅中，加入适量清水煎煮，去渣取汁，将汁液倒入浴盆中足浴。每晚 1 次，每次 30 分钟。

2. 板蓝根足浴方

原料：板蓝根、车前子、旱莲草、红花、当归、防风各 5 克。

制法：将上述药材用纱布包好，放入锅中，加入适量水煎煮，去渣取汁，将汁液倒入浴盆中足浴。每晚 1 次，每次 30 分钟。

健脑益智

美国麻省理工学院的科学家认为，一个人的脑子一生中可储藏的各种知识，相当于美国国会图书馆藏书的五十倍。这个图书馆藏书量为一千多万册，这就是说，人的大脑全部发挥功能可以容纳相当于五亿册书的知识总量。所以说人的大脑潜力无穷，大脑中的神经细胞大约有一百四十亿个，而被利用的只是很少一部分，一般人只利用了其中的 5% 左右。中医理论认为与智力有关的是神、志、思、意、智等精神意识思维方面的概念。传统益智保健方非常注意各脏腑的功能调养，对心、脾、肾三脏着力尤著。合理的营养对提高大脑智力有较为显著的效果，对于预防老年痴呆等脑细胞退化症状有一定的帮助。

症状：大脑反应较慢或思维混乱。

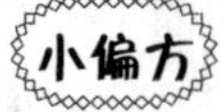

1. **鳙鱼头汤健脾胃、益脑髓**

原料：鳙鱼头1个，豆腐、黄酒、食盐、葱、姜各适量。

制法：将鳙鱼头洗干净，去除鱼鳃，然后用油煎鱼头，把剩余食材加入其中小火炖熟，即可食用。

功效：《本草求原》记载："鳙鱼，暖胃，去头眩，益脑髓，老人痰喘宜之。"

2. **猪心方养心益智**

原料：猪心1具，柏子仁10克。

制法：猪心洗净，去除血污，柏子仁放入猪心内后放入锅中，加入适量水炖煮至猪心烂熟时即可食用。

功效：自古就有"以心补心"的说法，因此猪心能补心。猪心含有蛋白质、脂肪、钙、磷、铁、维生素 B_1、维生素 B_2、维生素 C 以及烟酸等营养元素，对加强心肌营养，增强心肌收缩力有很大的作用。

3. **干莲子汤益智安神**

原料：干莲子250克，冰糖适量。

制法：将干莲子放入盆内，加入适量清水浸泡，去除内心后，将此倒入锅内炖煮至莲子熟软时，加入冰糖调味。

功效：干莲子具有清心明目、养心安神、补中养神、健脾补胃、止泻固精、滋补元气的功效，主治心烦失眠、脾虚久泻、大便溏泄、男子遗精、孕妇腰酸等症。

4. **牛肚方健脑益智**

原料：牛肚1个，黄芪30克。

制法：先将牛肚洗干净，放入沸水中去内皮，再将其切成块状；将黄芪切碎后装入纱布内包扎好，然后将其与牛肚一起放入锅中加水煮至牛肚烂熟，去渣取汤饮用即可。

功效：牛肚性平、味甘，归脾、胃经，有补虚、益脾胃、益脑智的作用。

5. 桂圆粥益智安神

原料：干桂圆肉10克，粳米50克。

制法：桂圆肉用温水洗净，粳米洗净，两者一起放入锅中加水煮成粥，待粥快熟时将桂圆肉放入其中，小火炖煮片刻即成。

功效：桂圆肉也叫元肉，味甘，性温，具有益智宁心、安神定志、滋养补益的功效。

主治失眠、健忘、惊悸、心悸、眩晕、厌食、贫血等症。

足浴疗法

1. 酸枣仁足浴方

原料：酸枣仁、枸杞各50克。

制法：将上述食材放入锅中，加入适量清水煎煮，煮好后将药液倒入浴盆中，先熏蒸后足浴，每晚1次。

2. 丹参山药足浴方

原料：丹参、山药各50克，五味子、远志各25克。

制法：将上述食材放入锅中，加入适量清水煎煮，煮好后将药液倒入浴盆中，先熏蒸后足浴，每日2次。

功效：此方有安神益智、健脑通窍的功效。

3. 黑豆枸杞足浴方

原料：黑豆50克，枸杞30克，红枣10枚。

制法：将上述食材放入锅中，加入适量清水煎煮半小时，去渣取汁，将汁液和适量开水一起倒入浴盆中，先熏蒸后足浴，每日2次。

功效：此方可以补益心脾，增强记忆力。

养心安神

心为五脏之一，主要生理功能是主血脉、主藏神。心主血脉，即指心气推动和调控血液在脉管中运行，流注全身，发挥营养和滋润作用；心藏神，又称主神明或主神志，是指心有统帅全身脏腑、经络、形体、官窍的生理活动和主司精神、意识、思维、情志等心理活动的功能。故称心为“君主之官”“生之本”“五脏六腑之大主”。心在五行属火，为阳中之阳，与自然界夏气相通应。古人常说“以此养生则寿。”因此若要养生保健，一定要重视对心的保护。

症状：头昏、头晕、健忘、倦怠、失眠、心悸等症。

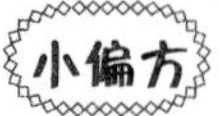

1. 百合粥清心安神

原料：鲜百合30克，糯米50克，冰糖适量。

制法：将百合掰成瓣，洗干净，再将糯米放入锅中，加入适量水煮成粥，在米快熟的时候将百合和冰糖加入其中调味。每日早晚各1次。

功效：百合性微寒、平，具有润肺止咳、宁心安神的功效，是一种药食兼用的花卉。

2. 葡萄干山药汤补益心脾

原料：葡萄干、山药、莲实各50克，白糖适量。

制法：将山药洗干净切成片；莲实用温水浸泡片刻，然后将皮心去除；将所有食材放入锅中，加入适量水煎煮至熟，加入白糖调味。每日早晚各1次。

功效：葡萄干味甘、微酸，性平，具有补肝肾、益气血、生津液、利小便的功效。

3. 葛根粥清热生津

原料：葛根30克，粳米60克。

制法：葛根洗净，切成片状，研成细末，然后将其与粳米一起放入锅中，加入适量水煮成粥。

功效：葛根可以有效改善心肌的氧代谢，同时能扩张血管，改善微循环，降低血管阻力，使血流量增加，因此可以用来治疗心肌缺血、心肌梗死、心律失常、高血压、动脉硬化等病症。

4. 粳米粥健脾补虚

原料：粳米 90 克，豆腐浆、冰糖各适量。

制法：将粳米和豆腐浆一起放入锅中煮成粥，待粥快熟的时候加入适量冰糖调味即可。

功效：豆腐浆味甘，性微寒，具有补脾益胃、清热润燥、利小便、解热毒的功效，是补虚佳品。

足浴疗法

1. 小麦大枣足浴方

原料：小麦 50 克，大枣 20 枚，茯苓 15 克，知母 13 克，甘草 10 克。

制法：将上述药材放入锅中，加入适量清水，煮至数沸后，去渣取汁，将汁液与开水倒入浴盆中，先熏蒸后足浴，每日 2 次，每次 30 分钟。

2. 黄百解足浴方

原料：黄白解 50 克，大枣 20 克，茴心草 15 克。

制法：将上述药材放入锅中，加入适量清水，煮至数沸后，去渣取汁，将汁液与开水倒入浴盆中，先熏蒸后足浴，每日 1 次，每次 40 分钟。

3. 荷叶心足浴方

原料：荷叶心、川椒、红花各 4 克。

制法：将上述药材放入浴盆中，加入适量开水，浸泡 15 分钟后开始浴足，每日 1 次，每次 40 分钟。

按摩疗法

1. 取穴：心反射区

用食指扣拳法按揉心反射区 40 次左右。

2. **取穴：大脑反射区**

食指弯曲，用食指第一指关节定点施力，从拇指指端按向足根部，以有酸痛感为宜。

3. **取穴：颈项反射区**

用拇指指腹按压颈项反射区20次左右。

生津止渴

津液是人体正常生命活动的基础，也是人体正常生理活动的一种产物，它主要包括泪液、唾液、胃液还有肠液。其中唾液中含有多种对身体有益的成分，尤其在促进消化、增强养分吸收功能方面有很大的作用。津液具有濡润皮肤、滑利关节、滋养脏腑、补益脑髓的功效。津液一方面可以解渴舒顺，另一方面可以滋润自己的生命。它的形成、输布、代谢和肺、脾、肾三脏都有直接的关系。津液的来源主要是源于饮食水谷，然后通过胃肠的消化吸收，脾的运化，肺的宣降功能，肾的升清降浊，周而复始环流不息。若津液代谢异常，像是津液的生成不足、津液的分布不均等，就会导致咽喉不适情况出现。

症状：咽干、痰多、咽疼、便秘、皮肤干燥、面容憔悴、头晕目眩、咽部异物感等症状。

小偏方

1. **萝卜方生津润燥**

原料：红萝卜200克，饴糖适量。

制法：将红萝卜洗干净，切成细丝，然后加入饴糖搅拌均匀，腌制半小时即可食用。

功效：中医认为，饴糖味甘，性微温，入脾、胃、肺经，有生津润燥、补虚健中、缓急止痛、润肺止咳的功效。

2. 菠萝方生津益气

原料：菠萝300克，鸡胸脯肉100克，鸡蛋1个，味精、淀粉、料酒、盐各适量。

制法：将鸡蛋清取出，鸡胸脯肉切成丁状，加入部分料酒、盐、鸡蛋清和淀粉调匀；将菠萝去掉外皮，切成小方丁；将剩下的调料调成汁，然后在锅中加入适量油，将鸡丁放入锅中翻炒，加入调好的汁继续翻炒，快熟时将菠萝放入其中，再炒片刻即可食用。

功效：菠萝味甘、微酸，性平，有生津止渴、补益脾胃、润肠通便、利尿消肿等功效，主治烦渴、肾炎、高血压、大便秘结、支气管炎等疾病。

3. 苹果方生津止渴

原料：苹果200克，鸡蛋2个，番茄酱30克，淀粉50克，料酒、盐、白糖、醋各适量。

制法：苹果洗净、去皮核、切成小块，用淀粉裹匀。淀粉和鸡蛋调成糊状。锅中倒入适量油，加苹果翻炒，待其定型后盛出放入盘中。锅中放入番茄酱翻炒，加入料酒、盐、醋、白糖、清水，再加入苹果翻炒片刻即可。

功效：苹果味甘，性凉，具有补脾气、养胃阴、补心血、生津解渴等功效，煮熟的苹果还有降血糖、血脂、抑制自由基而抗氧化、抗炎杀菌的功效。

4. 银耳方滋阴益气

原料：银耳20克，鸡蛋2个，红樱桃脯30克，冰糖适量。

制法：先将银耳放入碗中，加入适量温水浸泡1小时，待其泡发后即可将其取出，去除耳根，洗净放入锅中，蒸10分钟后装盘备用；锅中加入适量清水，放入冰糖，待其溶化后，将蛋清搅匀放入锅中，搅动片刻后，放入红樱桃脯，烧沸后将汤汁倒入银耳中即可食用。

功效：银耳味甘，性平，富含果胶和微量元素，有滋阴生津、润肺补肾、补气和血、补脑提神的作用。对治疗胃肠津液不足导致的大便秘结、燥热伤肺导致的干咳无痰、妇女阴血亏虚导致的月经不调等有改善作用。

5. 柠檬汁补津益气

原料：新鲜柠檬 500 克，白砂糖适量。

制法：柠檬去皮和核，切成块，放入碗中，加入白糖浸泡 24 小时，然后放入锅中小火熬至耗干，再加入少许白糖调匀即可食用。

功效：柠檬味苦，性温，具有止渴生津、祛暑安胎、疏滞止痛等功效。

6. 西瓜液清热利水

原料：西瓜 200 克，香蕉精、水淀粉、冰糖各适量。

制法：西瓜选取红瓜瓤的，将其切块除瓜籽，然后切成小方丁；清水放入锅中烧开，加入冰糖，待其溶化后，将西瓜瓤放入其中，用淀粉勾芡，快好时加入香蕉精调味即可。

功效：西瓜味甘，性寒，归心、胃、膀胱经，具有清热解暑、生津止渴、利尿除烦的功效，主治满闷不舒、小便不利、暑热、中暑等症。

补养气血

血来源于脏腑，运行于经络，是我们生长发育的物质基础，具有很强的营养和滋润作用；气是构成人体和维持人体生命活动的最基本物质，人体的五脏都有相应的气，五脏泄了气就会造成器官的原有生理功能受损，造成一系列疾病。气为血之帅，血为气之母，两者相互协调，相互为用。气血双补是指既能补血，又能补气，适用于气血不足之症。

症状：气力不足、神疲乏力、失眠健忘、面色无华、视物不明、四肢麻木、皮肤干燥、免疫功能和抗病能力较低等。

小偏方

1. 牛奶茶滋润健体

原料：新鲜牛奶100克，红茶、食盐各适量。

制法：先将红茶放入壶中，加入适量水熬成汁，去渣取浓汁；再将牛奶煮沸，将其加入茶汁中，加盐调味。每日空腹饮用1次。

功效：牛奶中含有丰富的蛋白质和钙、铁元素，红茶中含有茶多酚以及维生素等物质，因此此方具有补血润肺的功效，特别适合老年人以及女性饮用，可以长期饮用。

2. 葡萄蜂蜜饮补益气血

原料：新鲜葡萄、蜂蜜各适量。

制法：将葡萄榨成汁，放入锅中煎至膏状，然后加入蜂蜜煮沸，待其变凉时用沸水冲服。每日2次，每次1汤匙。

功效：葡萄味甘、微酸，性平，具有补肝肾、益气血、开胃力、生津液、利小便之功效。

3. 大豆膏益气增色

原料：黑大豆100克，猪油适量。

制法：将黑大豆洗干净，放入锅中加水煮软，制成酱，加入猪油调匀成膏状。每日 2 次，每次用开水冲服 1 汤匙。

功效：中医认为黑大豆味甘，性平，具有解表清热、养血平肝、补肾壮阴、补虚黑发之功效。

4. 羊肉粥补益气血

原料：羊肉 1000 克，粳米 25 克，黄芪、白芍、当归、熟地各 15 克，生姜 3 克。

制法：羊肉切丁。黄芪、白芍、当归、熟地、生姜一起放入锅中，加入适量水共煮，去渣取汁，将汁液倒入锅中，加入粳米煮成粥，在粥快熟的时候加入羊肉再煮，待羊肉熟后即可食用。

功效：元代著名医学家李杲曾说："羊肉，甘热，能补血之虚，有形之物也，能补有形肌肉之气。风味与羊肉同者，皆可补之，故曰补可去弱，人参、羊肉之属也。"

5. 鸡蛋方温补气血

原料：白面、白羊肉各 120 克，鸡蛋 3 个，豆豉、食盐、醋各适量。

制法：羊肉剁细作羹，鸡蛋取鸡蛋清加入白面中搅拌，制成面条，将面条放入豆豉中煮熟，然后加入盐、醋、羊肉羹调味即可。

功效：鸡蛋味甘，性平，有补中益气、养阴健体及美肤等作用。《本草纲目》中说鸡蛋可以"精不足者，补之以气，形不足者，补之以血，卵兼理气血，故能清气。能补血，能养能阴，润肌肤。"

足浴疗法

1. 枇杷子足浴方

原料：枇杷子、党参、玉竹、黄芪各 25 克，红花 20 克。

制法：将上述药材放入锅中，加入适量清水浸泡半小时后，再加入适量清水煎煮 20 分钟，去渣取汁，将药液倒入浴盆中，先熏蒸后浴足，每日 2 次，每次 30 分钟。

2. 淮山药足浴方

原料：淮山药、五味子、枸杞、天冬、麦冬、怀生地黄、怀熟地黄各15克。

制法：将上述药材放入锅中，加入适量清水浸泡半小时后，再加入适量清水煎煮20分钟，去渣取汁，将药液倒入浴盆中，先熏蒸后浴足，每日1次，每次40分钟。

按摩疗法

（1）用手掌掌根在足心处做上下推擦动作，以足底发热为宜。

（2）一只手捂住足趾，另一只手握住足踝，左右旋转30次。

（3）用拇指和食指轮流拿捏十个脚趾趾甲1分钟。

消除疲劳

当今社会，虽然物质条件较以往有了很大的改善，但是各方面的竞争也越来越大，很多人承受着巨大的生活压力和工作压力，很容易产生疲劳感。疲劳是一种主观不适感，但客观上会在同等条件下，失去其完成原来所从事的正常活动或工作能力。疲劳有很多种，有体力疲劳，多因过分劳累而导致；有脑力疲劳，多因长时间用脑，引起脑的血液和氧气供应不足而出现；有病理疲劳，多因体内的某些机器发生故障，产生代谢与分泌紊乱、失调所致；还有最复杂的一种疲劳，即精神疲劳，多因精神压力过大，长期超负荷运行而形成。通过正确的方式缓解疲劳感，保障身心健康十分有必要。

症状：四肢乏力、肌肉酸疼、头昏脑涨、食欲不振、睡眠质量低、记忆力下降、注意力不集中等。

小偏方

1. 香蕉方大补人体能量

原料：香蕉、牛奶各适量。

制法：将香蕉去皮后切成小块，泡入牛奶中食用。

功效：香蕉是高能量的食品，含有极易为人体吸收的碳水化合物，同时还富含钾。钾在人体内能够帮助维持肌肉和神经的正常功能。

2. 草莓方滋体强力

原料：新鲜草莓适量。

制法：将草莓洗干净直接食用。

功效：草莓中含有丰富的维生素C，维生素C有助于人体吸收铁质，使细胞获得滋养，因此多吃草莓能使人精力充沛。

3. 刺五加茶补肾强志

原料：刺五加16克，五味子7克。

制法：将刺五加、五味子一起放入杯内，然后加入沸水，加盖闷15分钟即可饮用。每日1剂。

功效：刺五加含有刺五加甙，其对肾上腺具有良好的作用，有较好的抗衰老、抗疲劳作用；五味子具有益智强心、养心安神功效。

4. 枸杞汁强身壮阳

原料：新鲜枸杞叶100克，苹果200克，胡萝卜150克，蜂蜜15克。

制法：先将枸杞叶洗干净切细，再将苹果、胡萝卜洗干净切成小块，然后将三者一起榨成汁，加入蜂蜜调匀即可。

功效：枸杞叶味甘，性平，具有补肾益精、清热明目的功效，配以苹果和胡萝卜，能起到强壮身体、消除疲劳的功效。

足浴疗法

1. 黄精白术足浴方

原料：黄精、黄芪、玉竹、党参、枇杷子各15克，白术13克，红花12克。

制法：将上述药材放入锅中，加入适量清水煎煮30分钟，去渣取汁，将药液和适量开水倒入浴盆中，先熏蒸后浴足，每日2次，每次30分钟。

2. 刺五加足浴方

原料：刺五加50克。

制法：将上述药材放入锅中，加入适量清水浸泡半小时后，再加入适量清水煎煮20分钟，去渣取汁，将药液倒入浴盆中，先熏蒸后浴足，每日1次，每次30分钟。

3. 党参酒足浴方

原料：党参20克，白酒、黄芪各30克。

制法：将党参和黄芪放入锅中，加入适量清水浸泡半小时后，再加入适量清水煎煮30分钟，去渣取汁，将药汁、白酒和适量开水倒入浴盆中，先熏蒸后浴足，每日1次，每次30分钟。

4. 制首乌足浴方

原料：制首乌50克，菟丝子、益智仁各30克，川芎20克。

制法：将上述药材放入锅中，加入适量清水煎煮30分钟，去渣取汁，将药汁和适量开水倒入浴盆中，先熏蒸后浴足，每日1次，每次30分钟。

5. 松叶足浴方

原料：松叶100克，竹叶50克，蜂蜜60克，白酒适量。

制法：将松叶和竹叶洗干净、晾干、切碎，然后将其与蜂蜜一起加入白酒中，搅拌均匀，密封保存1个月。每次取50毫升倒入浴盆中，加入适量开水，先熏蒸后足浴。每日1次，每次40分钟。

按摩疗法

取穴：心脏、骶骨、腰椎、胸椎、髋关节、腹股沟、下腹部、直肠、肛门、尿道、阴道及坐骨神经等反射区

一只手抓住脚，用另一只手拇指指腹按压上述各穴。

消除抑郁

人们在日常生活中，总会遇到一些不称心的事，会受到很大的精神刺激，进而产生抑郁，适当的抑郁是正常现象，但是长时间的消沉绝望就是一种病症了，常称之为抑郁症。抑郁症又称抑郁障碍，以显著而持久的心境低落为主要临床特征，是心境障碍的主要类型。每次发作持续至少 2 周以上、长者甚或数年，多数病例有反复发作的倾向，每次发作大多数可以缓解，部分可有残留症状或转为慢性。生物、心理与社会环境诸多方面因素都可能造成抑郁症的发生。中医理论认为，抑郁症要辨证论治，基本方法是疏肝解郁、调理气机，以此来平衡人体脏腑功能，使患者心情舒畅。

症状：心境低落，闷闷不乐到悲痛欲绝，自卑抑郁甚至悲观厌世，可有自杀企图或行为，严重者可出现幻觉、妄想等精神病性症状。

小偏方

1. 香蕉浆益气清心

原料：香蕉、豆浆各适量。

制法：先将香蕉去皮，然后将其捣烂，放入熟豆浆中食用。每日 2 次。

功效：香蕉中含有色胺，有使人心情愉快、精神振奋的功效。

2. 金橘茶疏肝理气

原料：金橘叶 30 克，绿茶 2 克。

制法：将上述食材放入锅中，加入适量清水浸泡 10 分钟，然后再煎熬半小时，去渣取汁。每日早晚各 1 次。

功效：金橘叶具有舒肝郁肝气、开胃气、散肺气的功效。

3. 核桃芝麻丸安神益肾

原料：核桃仁、黑芝麻各 30 克，桑叶 80 克。

制法：将上述食材捣烂成泥，然后制成丸状，每个丸子大约3克左右，每日2次，每次食用3丸。

功效：中医认为核桃味甘、性温，具有健胃、补血、润肺、养神等功效。《神农本草经》将核桃列为久服轻身益气、延年益寿的上品。

4. 红枣方补虚益气

原料：大红枣20枚，葱白适量。

制法：将上述食材放入锅中，加入适量清水煎服。

功效：此方对治疗情志抑郁、思虑过度、心烦不寐有很好的疗效。

足浴疗法

1. 橘子足浴方

原料：橘皮100克，橘核50克，橘络8克。

制法：将上述药材放入锅中，加入适量清水浸泡半小时后，再加入适量清水煎煮20分钟，去渣取汁，将药液倒入浴盆中，先熏蒸后浴足，每日2次，每次30分钟。

2. 茯苓生地足浴方

原料：茯苓、生地、白芍、柴胡、赤芍各18克，当归15克，甘草、苍术各10克。

制法：将上述药材放入锅中，加入适量清水煎煮30分钟，去渣取汁，将药汁和适量开水倒入浴盆中，先熏蒸后浴足，每日2次，每次40分钟。

消除紧张

紧张是很常见的情绪，是人体在精神及肉体两方面对外界事物反应的加强，是自我体验到的一种难以自制的心慌、不安、激动和烦躁的情绪。紧张有言语紧张、行为紧张、思维紧张等。紧张源于对未知的恐惧。紧张的程度常与生活变化的大小成比例。我们每个人都会有紧张的情绪，所以适度的紧张是正常的，也是暂时性的。但过度的紧张将会对人体产生抑制作用，因为人在过度的紧张情绪下，会使神经的兴奋和抑制过程失调，会对人的身体造成很大的影响，使人出现睡眠不安，思考力及注意力不能集中，甚至出现头痛、心悸、疲累等症。

症状：讲话结结巴巴、不知所云，行动顺序颠倒，动作不协调，不知道从何考虑等。

小偏方

1. 芝麻粥益智健脑

原料：黑芝麻 30 克，粳米 100 克。

制法：将黑芝麻放入炒锅中翻炒，待其变色后碾碎，然后将其与粳米一起放入锅中，加入适量水煮成粥食用。

功效：黑芝麻具有补肝肾、益精血、润肠燥的功效。主治头晕眼花、耳鸣耳聋、身体虚弱等症。

2. 银耳羹健脑防衰

原料：银耳、西红柿、冰糖各适量。

制法：先将西红柿放入沸水中浸泡半小时，然后去皮捣烂。银耳放入锅中，加水煮软后，将西红柿放入其中，快好时加入冰糖调味即可。

功效：银耳中含有蛋白质、碳水化合物、粗纤维、钙、磷、铁及多种维生素，具有润肺止咳、生津养阴、消除疲劳、健脑防衰的作用。

3. 扁豆粥健脾除烦

原料：扁豆、粳米各100克。

制法：将扁豆和粳米一起放入锅中，加入适量清水煮成粥服用。

功效：扁豆含有多种维生素和矿物质，有调和脏腑、安养精神、益气健脾、消暑化湿、利水消肿的功效。

4. 百合方清心养肺

原料：百合180克，生地黄120克，鸡蛋6个，蜂蜜、盐各适量。

制法：百合洗干净放入盆中，加入清水浸泡5小时；鸡蛋打破调匀，然后将适量清水放入锅中，百合和生地黄煮沸，小火炖煮2小时后，慢慢倒入蛋液，最后加入盐和蜂蜜调味即可食用。

功效：此方具有心养肺、滋阴安神的功效。

足浴疗法

1. 夜交藤足浴方

原料：夜交藤20克，石菖蒲、酸枣仁、五味子、龙骨各15克，合欢皮、百合各12克，栀子仁、远志各8克，珍珠母、牡蛎各6克。

制法：将上述药材放入锅中，加入适量清水煎煮30分钟，去渣取汁，将药液和适量开水倒入浴盆中，先熏蒸后浴足，每日2次，每次30分钟。

2. 黄百解足浴方

原料：黄百解50克，大枣20克，茴心草15克。

制法：将上述药材放入锅中，加入适量清水煎煮30分钟，去渣取汁，将药液倒入浴盆中，先熏蒸后浴足，每日1次，每次40分钟。

按摩疗法

（1）用拇指和食指夹住整个耳廓，从上往下，由里向外搓，反复做20次左右。

（2）用食指和中指指腹揉太阳穴，先顺时针揉20次，后逆时针揉

20次。

（3）做深呼吸，从鼻子吸气，慢慢的流经你的腹部，然后到你的肋骨，再慢慢地从鼻子呼出这些气。

（4）从手开始，拉紧你手上的肌肉，保持几秒钟，然后放松下来，一步一步，将自己的全身肌肉全部放松。

抗衰防老

衰老是一种自然的过程，随着时间的推移，生物分子的活泼基团不断消耗减少，原有的分子结构逐渐改变，这些变化的积累会使生物组织逐渐出现衰老现象。追求长生不老，延缓生命，是人类几千年来的梦想。多年的科学研究证明人类的衰老并非不可抗拒，通过治疗，人体的衰老过程不仅可以延缓而且可以逆转。

症状：身体器官的机能不断下降，发生老化甚至病变。

小偏方

1. 山药芝麻糊益脾补肾

原料：黑芝麻120克，粳米60克，山药15克，冰糖125克，牛奶适量。

制法：粳米洗干净放入碗内，加水浸泡1小时后捞出沥干；山药洗干净切细，芝麻放锅中炒香；将芝麻、山药、粳米放入盘中，加入牛奶和清水搅拌均匀，将其放入锅中煮沸，加入冰糖调味即可食用。每日2次，每次1汤匙。

此方可以滋补身体、抵御衰老，对治疗体弱多病、动脉硬化、便秘等症有很好的疗效。

2. 枸杞酒补肝抗衰

原料：枸杞520克，白酒500克。

制法：将枸杞洗干净，放入白酒中，密封保存15日后饮用。每日2次，每次30毫升。

功效：白酒含有较多的酒精成分，且热量较高，能够促进人体的血液循环，达到促进人体新陈代谢的作用。这种良性的刺激作用还能作用于神经传导，从而对于全身血液都能有良好的贯通作用，起到舒筋通络、活血化瘀的功效。

3. 玉米馍抗衰防老

原料：玉米粉120克，蜂蜜90克，黑芝麻60克，白面50克，发酵粉15克，鸡蛋2个。

制法：将黑芝麻按常法放炒锅中炒香，研成细末，然后将其和剩余材料加水和成面团，放入太阳底下发酵2小时，最后将发酵好的面做成馒头，放锅中蒸熟。

功效：玉米性平，味甘，有补中益气的功效。玉米自古以来就被称之为长寿食品。玉米含有七种抗衰剂：矿物质钙、镁、硒，维生素A、维生素E，谷胱甘肽和不饱和脂肪酸，其中的谷胱甘肽与硒有很强的抗氧化作用，被称作具有生物活性的长寿因子。

4. 二豆粥补气抗衰

原料：扁豆、绿豆、莲子、薏米各50克，大枣30克，枸杞10克，黄芪250克。

制法：锅中加入适量清水，放入黄芪，小火煮15分钟，去渣取汁，将汁液放入一旁备用，然后再将适量水加入到黄芩渣中，小火煮15分钟，去渣取汁，将两次汁液混合后倒入锅中，将上述食材加入其中，熬成粥即可食用。

功效：黄芪有保肝、增加红细胞数、减缓自然衰老等作用，因此用黄芪水煮粥可以起到补肾、补气、抗疲劳、抗衰老、增强免疫力的功效。

足浴疗法

1. **黄精足浴方**

原料：黄精100克。

制法：将上述药材放入锅中，加入适量清水煎煮30分钟，去渣取汁，将药液和适量开水倒入浴盆中，先熏蒸后浴足，每日1次，每次40分钟。

2. **女贞子足浴方**

原料：女贞子50克，墨旱莲40克，桑寄生30克，辣椒、鹿角霜各20克。

制法：将上述药材放入锅中，加入适量清水浸泡半小时后，再加入清水煎煮20分钟，去渣取汁，将药液和适量开水倒入浴盆中，先熏蒸后浴足，每日1次，每次40分钟。

3. **海藻足浴方**

原料：海藻60克，生山楂50克，桑寄生40克，杜仲30克。

制法：将上述药材放入锅中，加入适量清水浸泡半小时后，加入清水再煎煮20分钟，去渣取汁，将药液和适量开水倒入浴盆中，先熏蒸后浴足，每日1次，每次40分钟。

4. **银杏叶足浴方**

原料：银杏叶100克，菊花、槐花各35克，丹参22克。

制法：将上述药材放入锅中，加入适量清水浸泡20分钟后，再煎煮20分钟，去渣取汁，将药液和适量开水倒入浴盆中，先熏蒸后浴足，每日2次，每次40分钟。

按摩疗法

（1）将脚洗干净，然后用双手搓热，然后再用双手掌夹紧小腿肚，边转动，变搓揉，两条腿轮流进行，每条腿搓揉30次左右。

（2）嘴巴张开，舌头伸出并缩进，让舌头在嘴巴外面向左右各摆动5次；同时用右手食指、中指与无名指的指尖在左下边至咽喉处，上下搓擦30次；接着在舌头伸出与缩进时，用左手三指的指尖，在右下边至咽喉处，上下搓擦30次。

延年益寿

每个人都想长命百岁，尤其对于老人来讲，因此如何延年益寿就成了他们密切关注的话题。其实，长寿是集健身、饮食、卫生、心理等各方面于一体的综合效应。营养是人体健康长寿的物质基础，营养质量的好坏和数量的多少，直接影响到人体健康、抗病能力和寿命的长短。人生命的维持需要多种营养素，比如维生素、蛋白质、脂肪、钾、铁、钙、锌、硒、磷、锰、碘、钠、氨基酸等一样不可少。人的各个脏腑需要的营养不一样，所以人体对饮食营养的需求也是多样的，如何满足各脏腑的需求，是关系人是否可以长寿的关键。

症状：衰老速度快，各种疾病滋生。

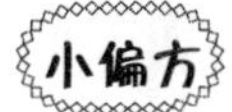

1. 灵芝木耳汤延年益寿

原料：灵芝、银耳、黑木耳各5克，冰糖适量。

制法：将上述食材洗干净切细，然后将其放入碗内，加入适量冰糖和水，放入锅中煮熟即可食用。每日1次。

功效：灵芝自古以来就有着“长生不老药”的美誉，《神农本草经》亦把灵芝列为上品，说它可以“主耳聋，利关节，保神益精，坚筋骨，好颜色，久服轻身不老延年。”

2. **松子粥滋阴养液**

原料：松子仁20克，粳米100克。

制法：将松子仁研成细末，然后和洗干净的粳米一起放入锅中，加入适量清水煎煮，待米熟烂时即可食用，每日早晚各1次。

功效：松子是松树的种子，含有脂肪、蛋白质、碳水化合物等物质。具有健身心、滋润皮肤、延年益寿的功效。和粳米一起食用，可以起到润肺滑肠、滋阴养液、祛风通络的作用。

3. **地黄人参方益精延年**

原料：生地黄、熟地黄、麦门冬、天门冬各50克，人参25克。

制法：将麦门冬和天门冬去心，然后将所有药材研成细末，制成丸状，每日空腹用酒吞服。

功效：人参和灵芝一样，都是珍贵的药材，有很高的药用价值。古代人称之为神草。闻名遐迩的“东北三宝”，人参就是其中之一，所以人参是驰名中外、老幼皆知的名贵药材，具有补气固脱、健脾益肺、宁心益智、养血生津的功效。

足浴疗法

1. **枸杞叶足浴方**

原料：枸杞叶适量。

制法：将枸杞叶放入锅中，加入适量水煎煮，去渣取汁，将汁液与开水倒入浴盆中足浴，每日1次，每次30分钟。

2. **石榴皮足浴方**

原料：石榴皮、蛇床子、细辛各10克，菊花5克。

制法：将上述药材放入锅中，加入适量清水浸泡10分钟，然后再煎煮半小时，去渣取汁，将汁液与开水倒入浴盆中，先熏蒸后足浴，每日1次，每次40分钟。

3. **荷叶心足浴方**

原料：荷叶心、红花、川椒各5克。

制法：将上述药材放入锅中，加入适量热水浸泡 15 分钟，然后将药液倒入浴盆中，先熏蒸后足浴，每日 1 次，每次 40 分钟。

健身方

（1）每天早上后背对着太阳，深吸一口气，然后屏住气，双手握拳，双臂后甩，用拳眼捶打后腰命络区域。

（2）早上起床后，盘膝端坐，双手心朝上分别搁在两膝盖上，双手大拇指分别转圈捻摩其余手指。按摩到手指头有火热感为止。

（3）晚上睡觉前，仰卧在床上，两脚伸直，将双脚的第一趾和第二趾反复相弹，每侧弹 100 下。

（4）坐在地上，双臂向前上方尽力伸直，低头、拱起后背，使后背的络脉网充分舒展，然后再抬头双手叉腰，将胸脯尽力挺起，使后背凹陷。